U0244460

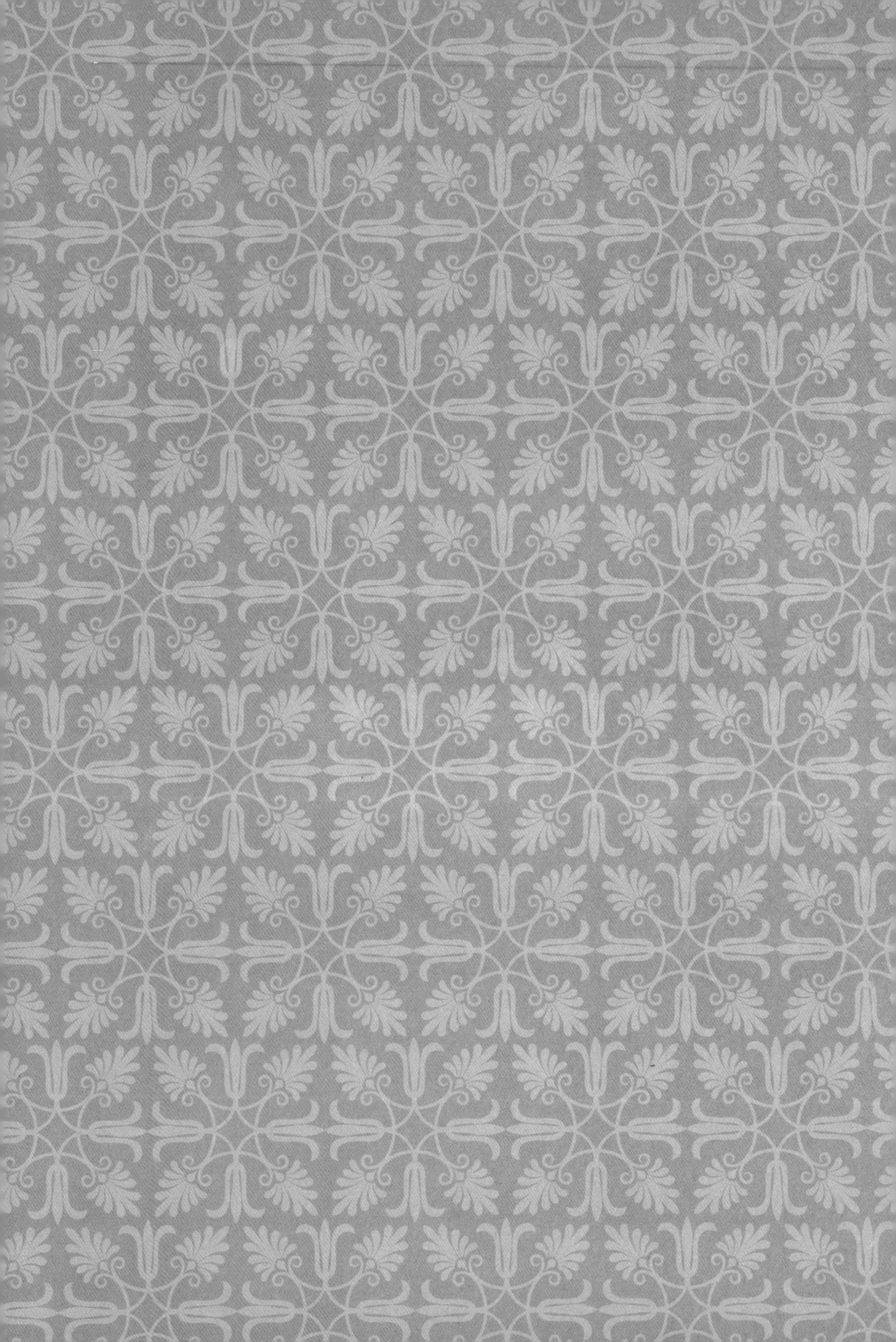

科学原来如此

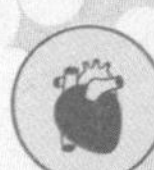
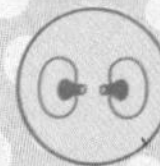
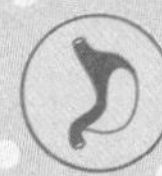
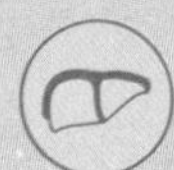
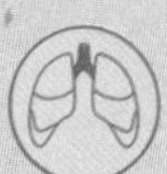

身体内流动的氧气

段楠鹏◎编著

金盾出版社

内 容 提 要

水是万物之源，世界上的任何有生命的东西，都离不开水，水对我们生活的影响非同小可，小到饮用，维持个体的生命，大到工业、经济的发展。同时水也给我们带来了各种各样的灾难，比如洪灾，水污染等等。那，究竟水是如何形成的，它给我们带来了哪些影响和作用呢？看完了这本书，你的答案就能迎刃而解了。

图书在版编目(CIP)数据

身体内流动的氧气/段楠鹏编著. —北京：金盾出版社，2013.9
(科学原来如此)
ISBN 978-7-5082-8471-2

Ⅰ.①身… Ⅱ.①段… Ⅲ.①水—关系—健康—少儿读物
Ⅳ.①R123-49

中国版本图书馆 CIP 数据核字(2013)第 133850 号

金盾出版社出版、总发行
北京太平路 5 号(地铁万寿路站往南)
邮政编码：100036　电话：68214039　83219215
传真：68276683　网址：www.jdcbs.cn
三河市同力印刷装订厂印刷、装订
各地新华书店经销
开本：690×960　1/16　印张：10　字数：200 千字
2013 年 9 月第 1 版第 1 次印刷
印数：1～8 000 册　定价：29.80 元

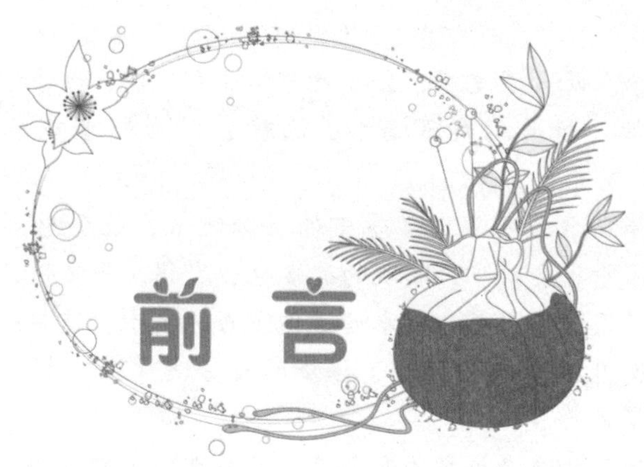

前言

想要生命持续下去，需要很多东西来维持，比如空气、食物、水。而这其中水是最关键。

水是人类生命存在的根本，在人体组织中，水占的比例最大。血液、唾液、汗液和尿液中百分之九十以上是水，肝、脑、肺、肾、肌肉、皮肤中含有的水分也在百分之八十左右。

水在我们身体里面起着非常重要的作用，我们吃进去的所有食物都需要在水的帮忙下才能消化和吸收。如果没有水，一些干粮类的食物将很难吞下去，吞进去的食物也不能溶化，人体就不能吸收其营养物质。水还是人体内物质代谢的化学反应所必备的条件，没有水的话，新陈代谢将无法进行。水还能充当身体的润滑剂，它能润滑人体的肌肉和关节，以维持身体的正常活动。如果缺水，我们做任何运动都会感到特别吃力。

另外，水还充当着“运输大队长”的工作，它能把人体所需要的各种营养物质输到各组织细胞并促进吸收，还能把废弃的有害物质输送到排泄器官，并协助其排出。

水对人体如此重要，所以我们要养成经常补水的习惯。我们身体里的水会经过皮肤蒸发、呼吸、出汗及尿和粪便排出体外，然后又通过食物、蔬菜、水果、饮水等得到补充。一个人一天至少要饮用 2500～3000 毫升水，才能保证体内有足够的水分。

一个人几天不吃饭，会导致身体非常虚弱，却还能够维持下去。但，如果几天不喝水，他就会因为严重缺水而导致死亡。

人体失水只要超过了体重的百分之五，就会感到非常口渴，排尿量也会减少，心跳的速度也会变得比平常快，血压也会很快就下降；当身体缺水超过体重百分之十，这些脱水症状就会迅速升级；如果超过了体重的百分之十五，那人将会休克，甚至死亡。

因为人体自身抵抗力和免疫力的关系，小朋友和成年人相比，缺水的时候出现的症状会更严重，也更危险。所以，小朋友们在生活中一定要注意补水哦。

水不光是我们生存和生活所必需的物质之一，也是保证万物生长的生命之源。然而现实却十分残酷，地球上的水资源在日益减少，所以每一位小朋友都要学会节约每一滴水，这样才能让水资源不会过早枯竭，人人都有干净的水喝。

小小一滴水，藏着大学问。好学的小朋友，抓紧时间来了解我们身边的“神奇之水”吧，读完这本书一定会令你收获颇多，受益匪浅！

科学与伪科学永远只隔着一扇门，它需要我们自己去打开这扇门，走进水的科学殿堂！

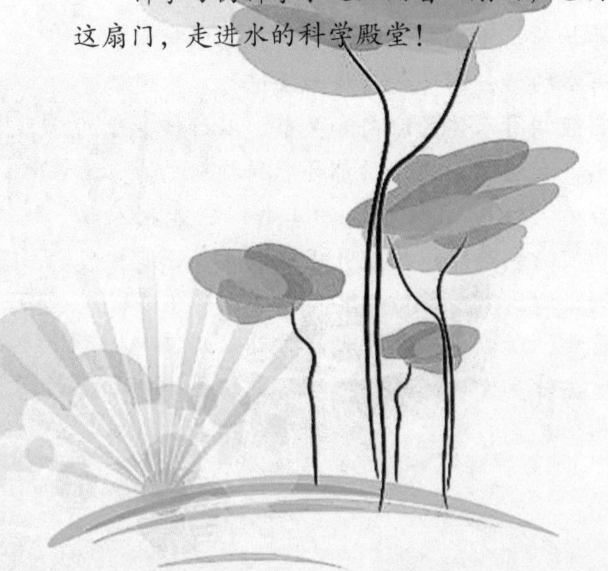

目录

CONTENTS 目录

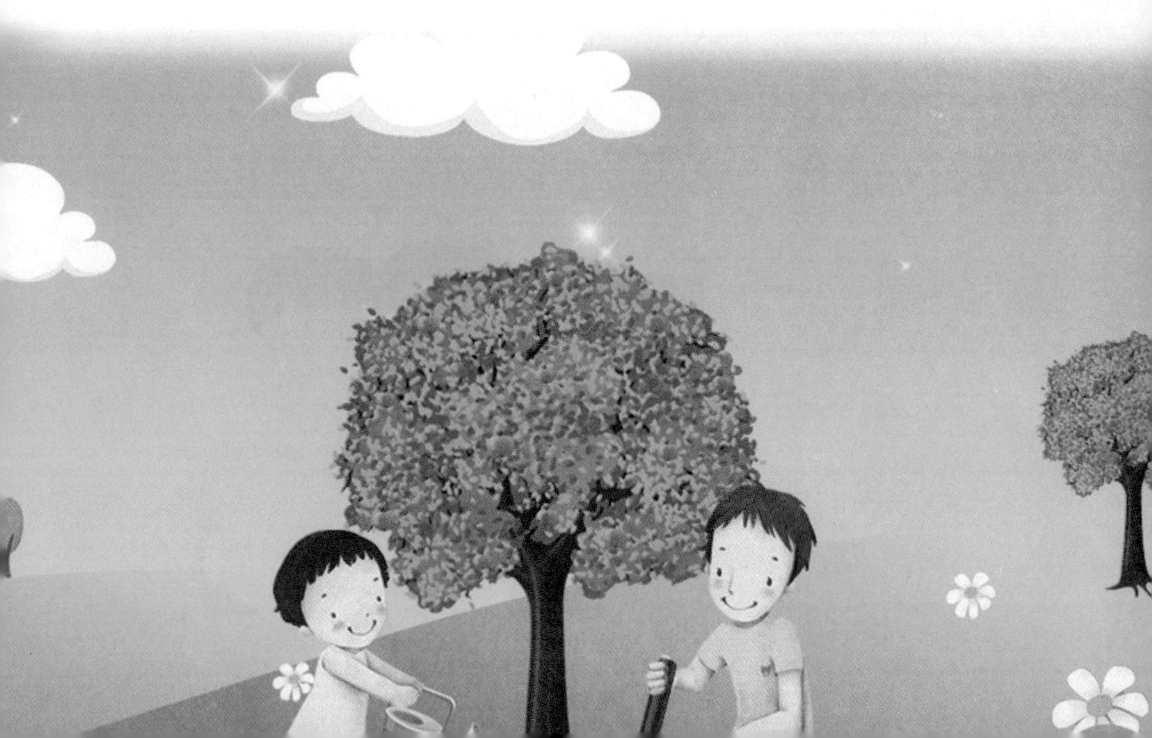

CONTENTS 目录

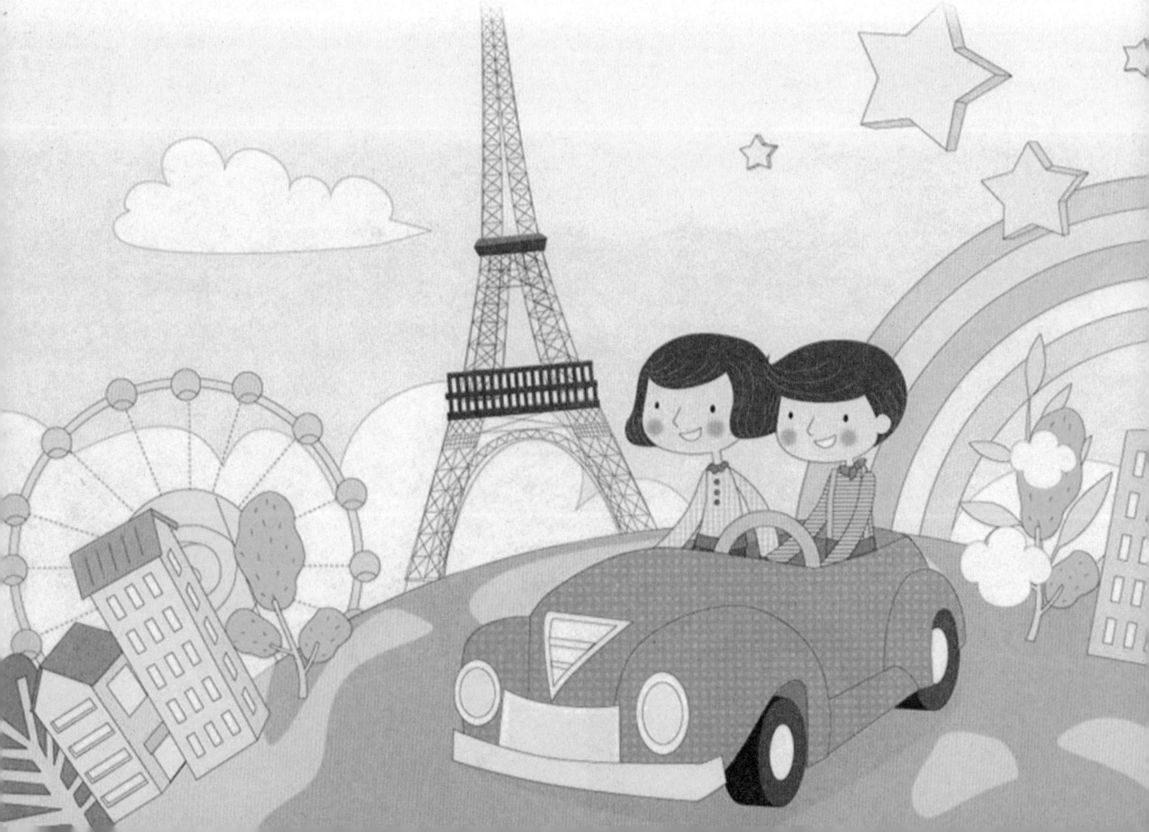

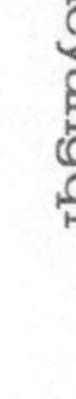

人为什么离不开水

◎课堂上，老师给大家出了一道谜语"小溪里散步，池塘里睡觉。江河里奔跑，海洋里舞蹈。"打一字。

◎智智想了一下，很快就猜出来了。

◎老师表扬了一番聪明的智智。

◎智智傻笑了一会儿，然后又继续问老师。

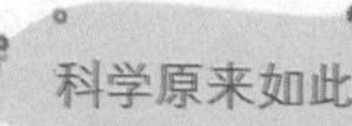

老师，我知道，这个谜底是水。那水是从什么地方来的呢？
小溪里散步，池塘里睡觉。江河里奔跑，海洋里舞蹈。大家猜猜这个谜语的谜底是什么？

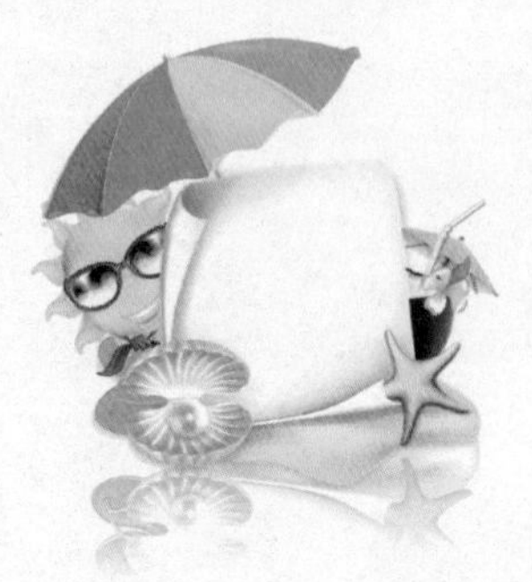

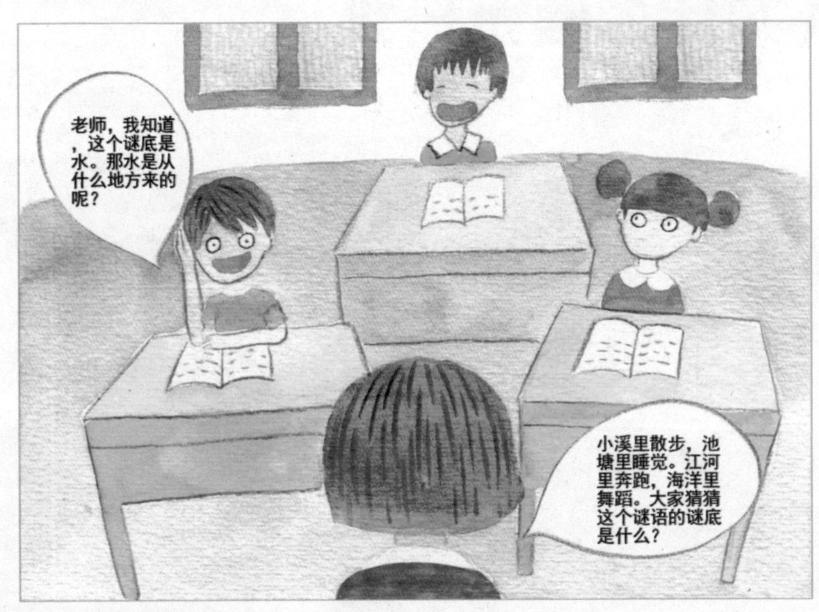

水的由来

水是生命之源，地球上的任何生物、生命体都离不开水。水就像一个变化万千的“魔术师”：水作为自然界中唯一能够以液体、固体和气体存在的物质，非常神奇。它可以藏在任何地方，变幻莫测。它可以是空气中我们看不见的“隐形”水蒸气；它也可以是天上漂浮着的美丽

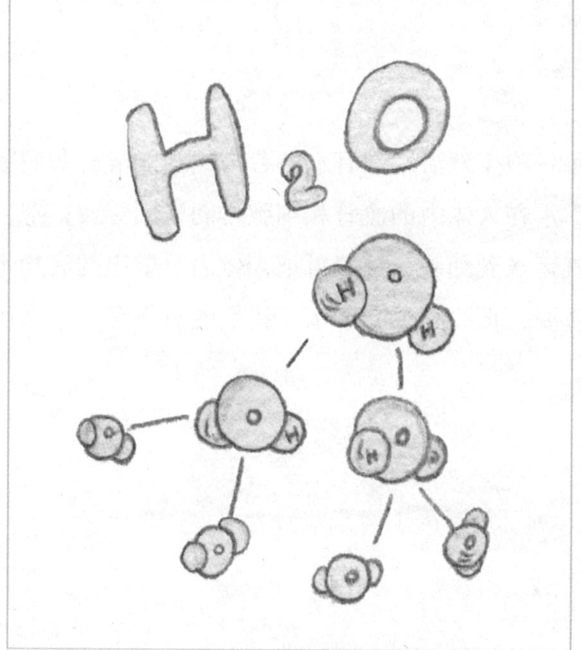

血液、淋巴中以及体内其他的流质溶解或转换营养素的过程中，都是不可或缺的。

五、水还能协助和排泄人体废物：一个成年人每天大约能产生 11 公升的水，其中唾液腺提供 1 公升，用来润湿口腔、协助消化等；胃能产生一公升半的消化液；胰、肝、肠大约产生 5 公升的水；这些液体流经小肠时，一部分会吸收后再次进入身体内循环，没被吸收的部分到达大肠后，一部分透过大肠壁重新回到人体，最后剩下的则用于制造半固体的粪便被排泄掉。

六、水还能维持人体体液的酸碱度平衡：水会参与人体的新陈代谢全过程，它的强溶解力和强电解力，可使人体内的水溶物质以溶解状态和电解质离子状态存在，确保人体内各部件有正常运行的优质环境，并以此来平衡人体体液的酸碱度，使身体处于健康的最佳状态。

身体要是没有了水会怎样

身体的每一项生理活动都有水的参与，水能溶解我们吸入身体的各种营养物质，水在人体内的血管和细胞之间来回穿梭，把人体需要的营养物质和氧气运送到细胞，接着再把人体内分解出的废物带到体外。

水如此重要，那要是没有了水，我们的身体会有什么反应呢？

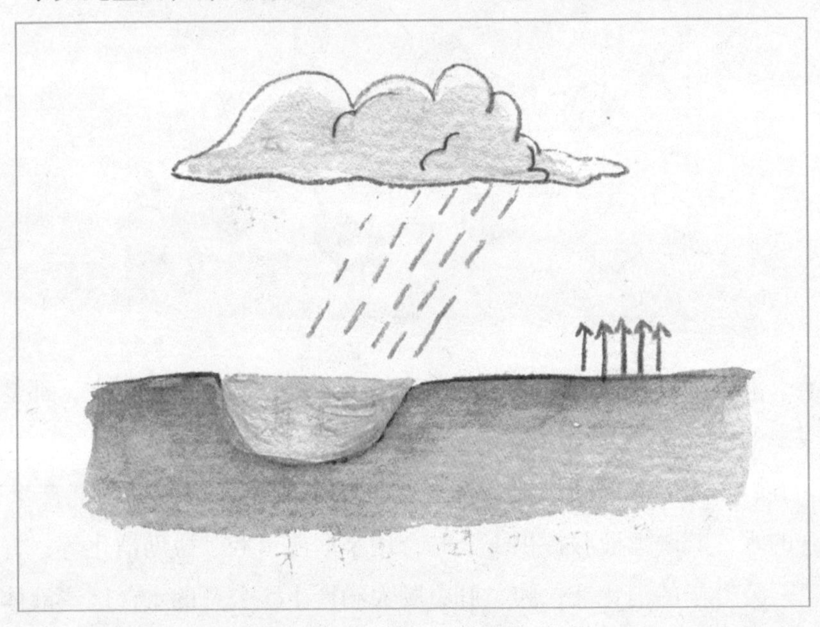

首先，我们会无端地感到疲劳和忧郁，甚至会无故发脾气。接着，身体会出现消化不良和便秘的症状，因为没有水，吃进去的食物得不到溶解，一些没有被吸收掉、本该排出体外的物质就像垃圾一样堆积在肠道里，所有的内脏都用尽全力来对付这些垃圾。但是因为缺水，它们最后都变得筋疲力尽，失去最后的活力。这些器官中，主要以消化器官和淋巴系统、肾脏等为主；因为缺水，大肠开始失去排便的能力，排泄物堆积在我们体内，变得又多又硬，最后出现便秘的情况。

另外，身体缺水还会导致我们出现体臭、记忆力下降和失眠。人体散发毒素的工具之一就是皮肤，皮肤上面有筛子一样的小孔，当身体内的水分从这些小孔里面蒸发的时候，身体内的有害物质也会被带出去。如果身体缺水，皮肤就无法蒸发，那些有害物质就会堆积在我们体内，久而久之，就会散发出臭味。身体缺水会让人很口渴，时不时地就会将人从熟睡中渴醒，从而影响到睡眠。如果血液里面没有足够水分的话，就会导致大脑细胞也缺水，从而大脑功能就会下降，最直接的体现就是记忆力下降，记住的东西会越来越少，会严重影响学习。

除了上面讲到的几种情况之外，缺水还会导致我们出现头痛头沉、关节紧绷、频繁眨眼、经常发热、脸红、尿少、眼球凹陷等症状。这些症状还不是最可怕的，严重一些的缺水患者会出现尿毒症等可怕疾病，甚至直接休克或者死亡。

看到了吧，我们的身体缺水之后就会出现这么多可怕的症状，因此，在平时的生活中，我们一定要注意补水，不然会对身体有很大影响！

小链接

我们经常都能听到一个叫做滴水穿石的成语，这是真的吗？水真能把石头穿透？

这是真的，是有事实根据的。在安徽广德的太极洞内，就有这样一块石头，在它的正中间有一个光滑的小洞。这个小洞的形成就是由于在这个石头的上方，有一个几百、几千年都不断滴水的水滴，水滴一直滴在同一个位置，日积月累，就穿透了这块石头。“滴水穿石”告诉我们只要锲而不舍，持之以恒，就一定能够绳锯木断，水滴穿石。

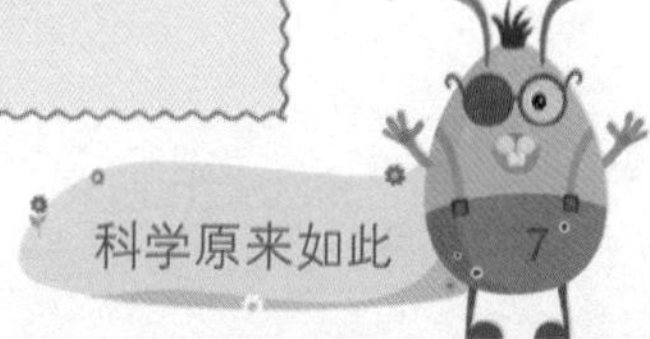

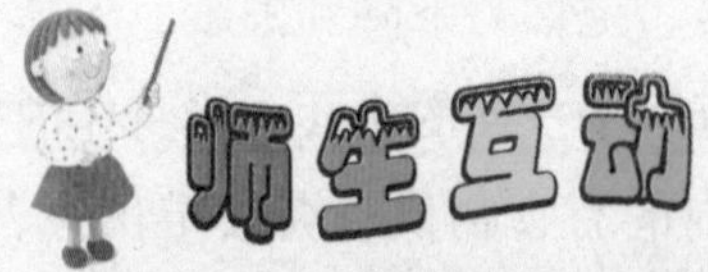

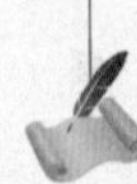

学生：老师，水对我们如此重要，要是这个世界上没有了水，世界会是一个什么样子?

老师：水既然是生命之源，没有了水，这个世界上的所有生命也将消失。要是没有了水，地球上的土地会出现裂缝，植物会枯死，人类和其他动物最后也会被活活渴死。水资源是无法再生的资源，目前，地球上的水资源越来越少，而人类却依旧意识不到，在生活中，随处都能看到浪费水资源的现象存在。为了下一代，为了我们的生活，我们应该节约用水，养成良好的生活习惯，不浪费一滴水。

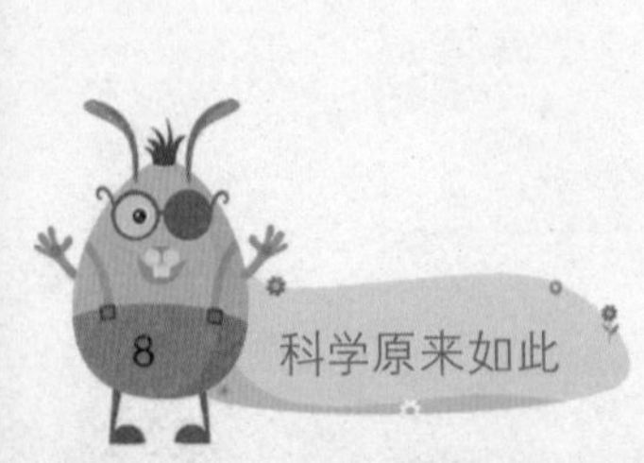

水的神奇之旅

◎今天是智智生日，他八岁了。

◎智智许了个愿望，希望能过好多好多个生日。

◎智智很好奇地问，什么是这个世界上寿命最长的？

◎妈妈告诉智智，乌龟还没出生的时候，这个世界就有水了，乌龟死后，水还存在呢。

真开心，我又长大了一岁，真想长命百岁，妈妈，什么是这个世界上寿命最长的，是乌龟吗？
乌龟还没有出生的时候，这个世界上就有水了，乌龟死后，水还存在呢。
那么，水的寿命有多长呢？

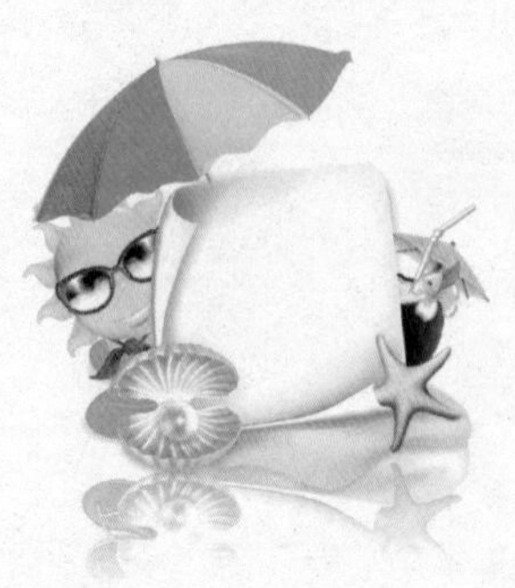

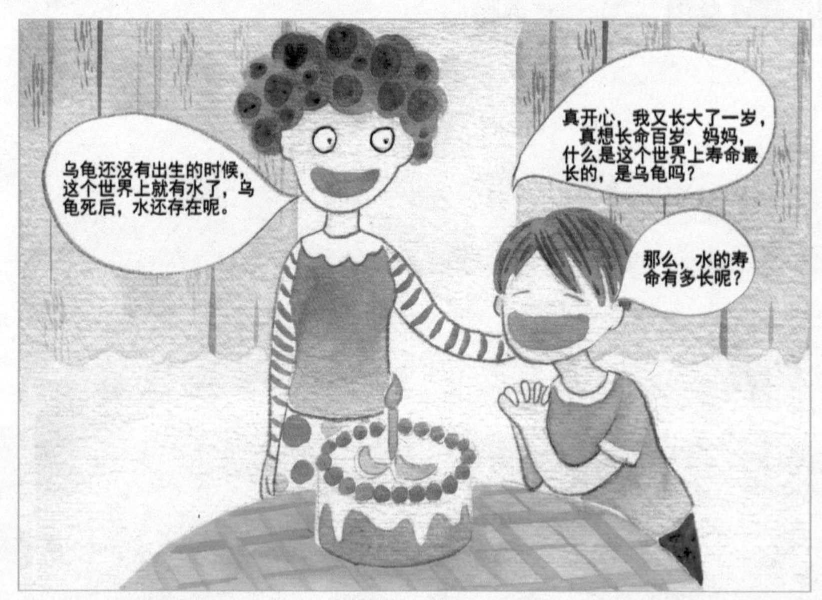

水的自然循环

水在这个世界上已经有数亿年的历史了，到底是什么样的原因才导致它一直活到现在而经久不衰呢？这是因为它拥有一种叫做自然循环的能力，正是因为水有了这种循环能力，才能保证地球上所有生物生生不息。

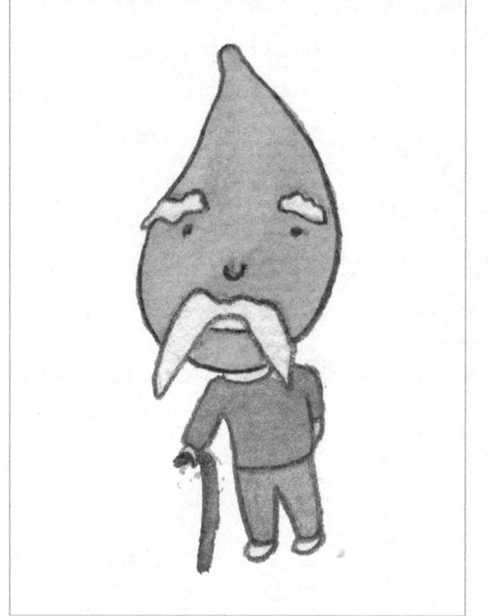

地球表面的水在太阳辐射能和地心引力的相互作用下，不断地蒸发到大气中，在空中形成云，然后在大气环流的作用下，以雨或雪的形式重新回到海洋和陆地。这些降水，一部分要渗入地下，成为地下水的主要来源；一部分要回归江河湖海，再经过蒸发回到大气层；另外一部分则被地球上的植物吸收，然后蒸发。就这样形成了水循环，永无止境。

我们人类所饮用的淡水也来源于这种水循环，就是那些从新回到江河湖海里面的水，以及渗透到地下的地下水。在古代，因为没有足够的文明和技术，人类一般都直接饮用湖泊里面的天然水，后来随着文明的进步，人们开始通过水井来汲取地下水，这种水相对于裸露在空气中的天然水，要卫生一些。

现在我们饮用得最多的是自来水，通过相应的技术把源水经过加工和处理而得，这种水相对会干净和卫生一些，但也不能直接饮用生水哦。

淡水资源也来源于水的自然循环，这种循环涉及到很多方面，尤其是环境卫生，如果环境受到污染，那淡水自然也会受到污染，从而影响我们身体的健康。所以，我们一定要好好保护环境，让淡水资源不被污染。

水在身体里的循环

水是支撑我们生命的最重要的物质之一，从我们喝下它的那一刻，它就开始了一段神奇的人体畅游之旅：经口、食道进入胃部，再流入小肠内，通过小肠和大肠的黏膜，使用渗透法进入微血管及淋巴管，再经

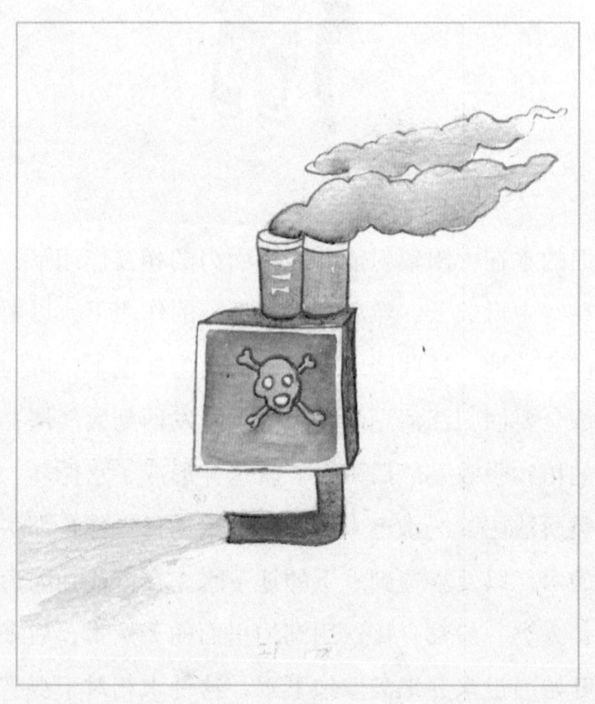

由血液及淋巴液输至静脉再到心脏，到了心脏就通过动脉输送至全身了。所以，水对我们人体的健康作用是通过血液的流动来实现的。血液流动于身体的每一个部位，渗透至每一个角落，为所有的细胞提供营养物质的同时带走废弃物质。其中，二氧化碳等气体成分，通过肺脏排出

体外；而液体成分会随着血液流经肾脏过滤，滤除的部分会以尿液的形式排出体外，过滤后的清洁血液重新流回身体循环利用。可见，水的循环不仅维持了基本的生命活动，还保证了生命活动的健康进行。

因此，为了身体的健康，小朋友们一定要适时补充水，不要专等到口渴的状态出现才想起喝水。

珍惜你身边的每一滴水

在我们目前发现的唯一适合我们人类生存的地球上，水分布的面积确实很广，数量也很巨大，几乎覆盖了地球百分之七十的面积。但是，这些水并不是都能饮用的，能适合我们人类饮用的淡水数量微乎其微，数量只占水量总数的百分之二点三五。而且，这些水也并不是都能使用得到的，甚至让我们有些可望而不可即，每个地方的环境不同，对水源的开发利用也有诸多限制，因此就出现了有水却不知道怎么用水的情况。

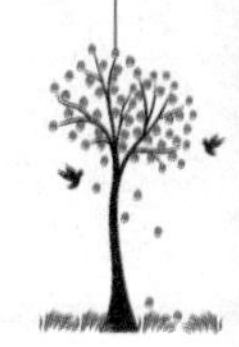

全世界六七十多亿人口中，至少有十二亿人处在高度和极度缺水的泥沼里面，另外还有一半人甚至连基本的生活用水都保证不了，还有一部分人甚至都喝不上自来水。人口的数量一直在暴增，但是水资源却在逐渐减少。到了 2050 年的时候，世界上的总人口预计会达到八十亿，消耗的饮用水量也会比现在高出百分之二十多。喂，这可不是什么好兆头，到了那个时候，因为人类数量的急剧增加，水的质量也几乎无法得到有力的保障。那个时候，几乎每年都会有三百多万人因为饮用不到健康的水而病死。几乎每天会有五千多个儿童因为喝不到健康的水生病甚至病死。甚至每十五分钟左右，就会有一个人因为喝到了劣质的水而感染腹泻类疾病而死亡。

我以上说的这些都是科学家们对未来的预测和估计，我们先不要管它到时候是否真的会实现，我们只需要明白一个很严重的事实：我们已经陷入了严重的缺水危机！

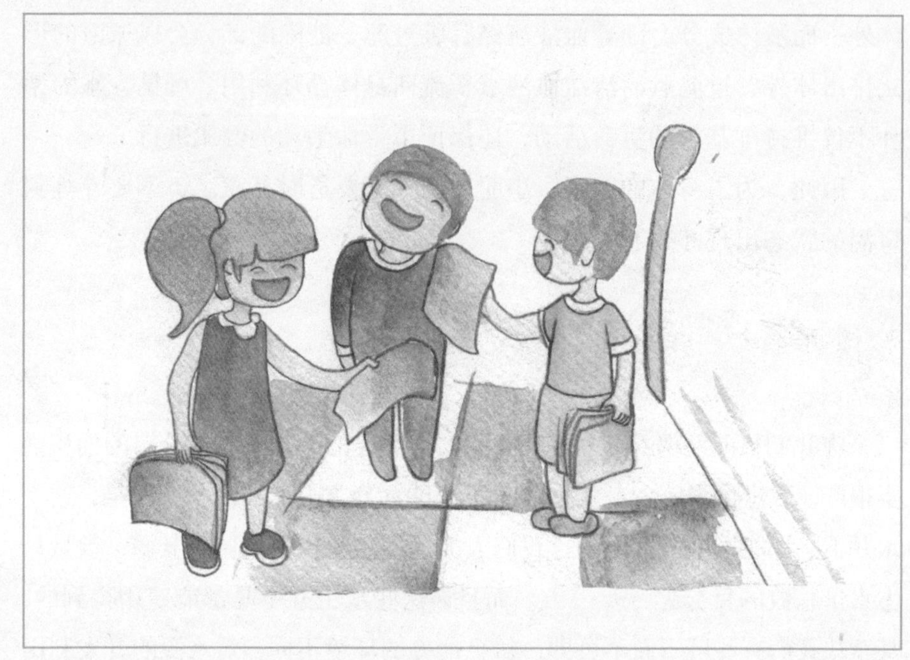

节约水资源，从现在开始，做好保护水资源的准备。在平时的生活中，要拥有节约用水的意识，学会珍惜不浪费身边的每一滴水。只有做到这些，我们身边有限的水资源才能被利用得更久，从而为我们的生活创造出更多更美好的未来。

小链接

缺水的人群身体素质会非常糟糕，具体表现大概有：面黄肌瘦、口干舌燥、皮肤粗糙、常年多病。而且因为卫生条件差的关系，有限的饮用水资源都被严重污染，这无疑是雪上加霜，每年都有数百万人死于缺水和污水引起的各种疾病。因此，我们一定要好好爱护环境，节约水资源。

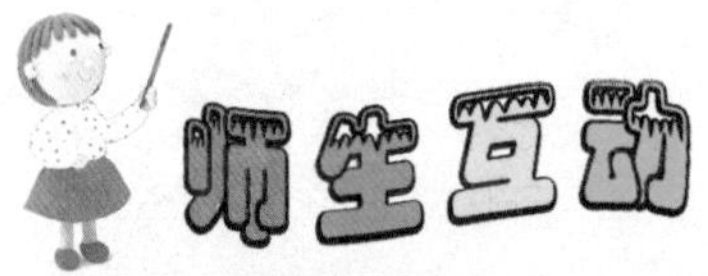

学生：老师，水居然能循环往复存在这么多年，这真是太神奇了。那我们人能活多久呢？

老师：人要想活得更久，和很多因素都有关系，包括环境、身体、食物等等。这些因素中，最重要的就是环境。而如今，自然环境的破坏却越来越严重，空气也越来越浑浊，人类的平均寿命正在逐渐下降。要想活得更久，就要好好保护自然环境，更重要的是要好好保护水资源，因为那是维持我们生命的根本。

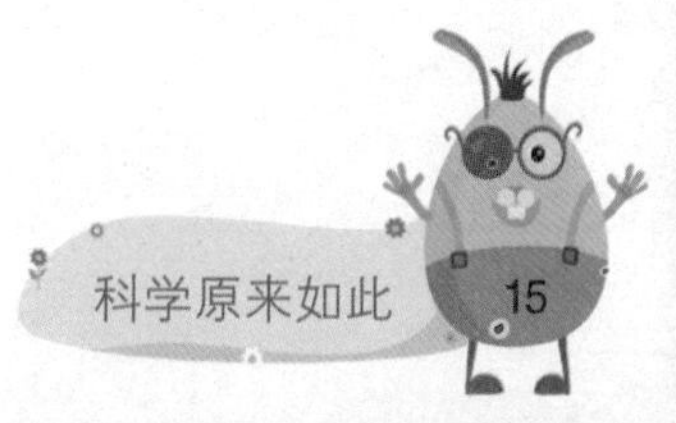

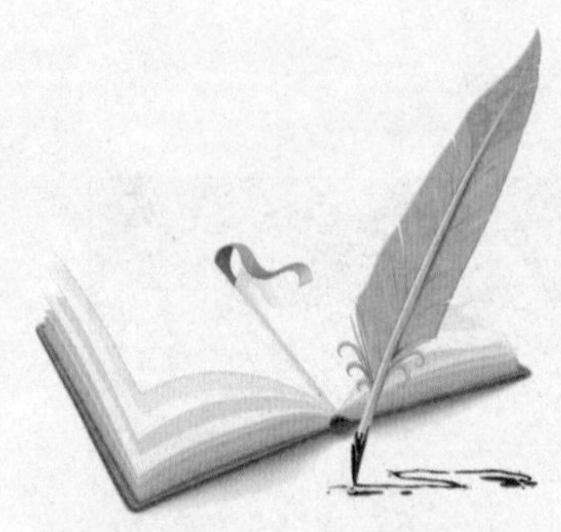

海水为什么就像放了盐一样呢

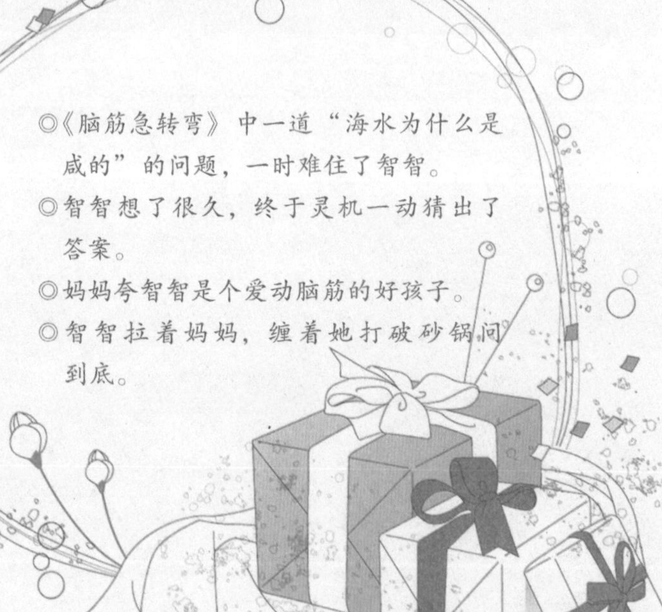

◎《脑筋急转弯》中一道“海水为什么是咸的”的问题，一时难住了智智。

◎智智想了很久，终于灵机一动猜出了答案。

◎妈妈夸智智是个爱动脑筋的好孩子。

◎智智拉着妈妈，缠着她打破砂锅问到底。

聪明的孩子
爱动脑。
海水为什么是
咸的？是因为
海里的鱼眼泪
流多了吗？
海水是咸的，
真正的原因是
什么呢？
脑筋
急转弯

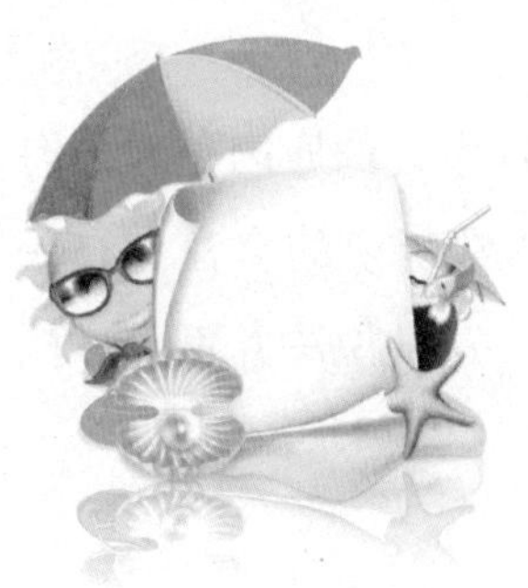

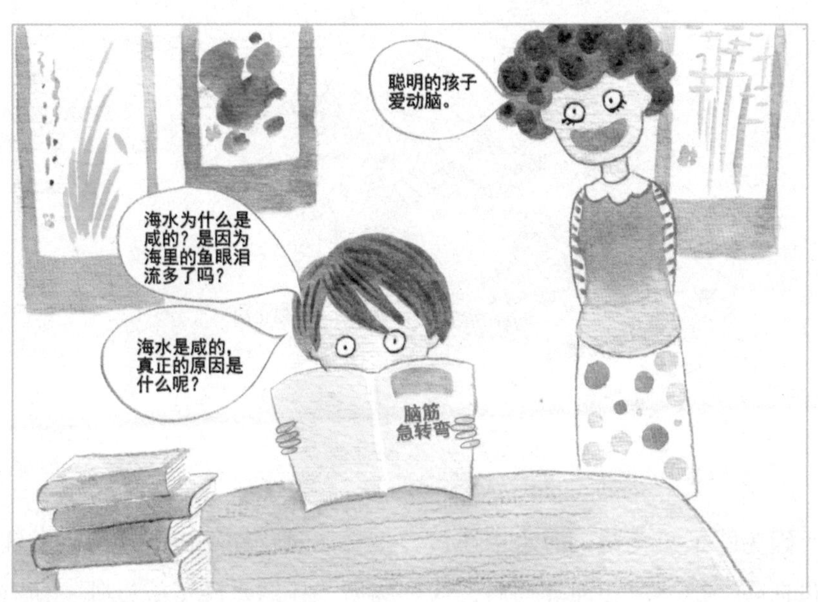

海水为什么这么难喝啊？

相信，很多小朋友都有过在海边游泳的经历，然而，如果在海里游泳，一不小心被猛灌了一口海水，那后果将是“十分严重”。首先，被海水“呛”住以后，咳又咳不出来，此时，如果你索性闭着眼睛猛往下咽，顷刻之间就会感受到嘴里又咸又苦又涩，嗓子十分难受。着实替那些终日生活在海中的海洋生物小龙虾、大鲸鱼、海豚众成物叫苦不迭：每天喝这样的水，你们怎么受得了的呢？

很多人都知道，海水最主要的味道就是咸，这主要的原因是因为海水中90%以上的物质都是氯化钠，也就是我们通常所说的食盐。有人会问，那是不是就等于说海水就是盐水呢？其实，这种说法并不十分严谨。因为除了氯化钠，海水中还包含多种如氯化镁、硫酸镁、碳酸镁以及包括碘、钠、溴和钾等物质，这些物质，让海水除了咸以外，还有一些特殊的味道。有些人还说，海水不但咸，而且还有点发苦，那是为什么呢？原来，这主要是由于海水中含有氯化镁的缘故。提到这个大家也许会觉得很陌生，氯化镁到底是什么物质呢？其实，它在我们的日常生活中随处可见，它就是我们常吃的豆腐，点豆腐用的“卤水”，卤水的味道就是苦的！这下我们就不难理解为什么海水又苦又咸不像可乐汽水那么好喝的缘故了。

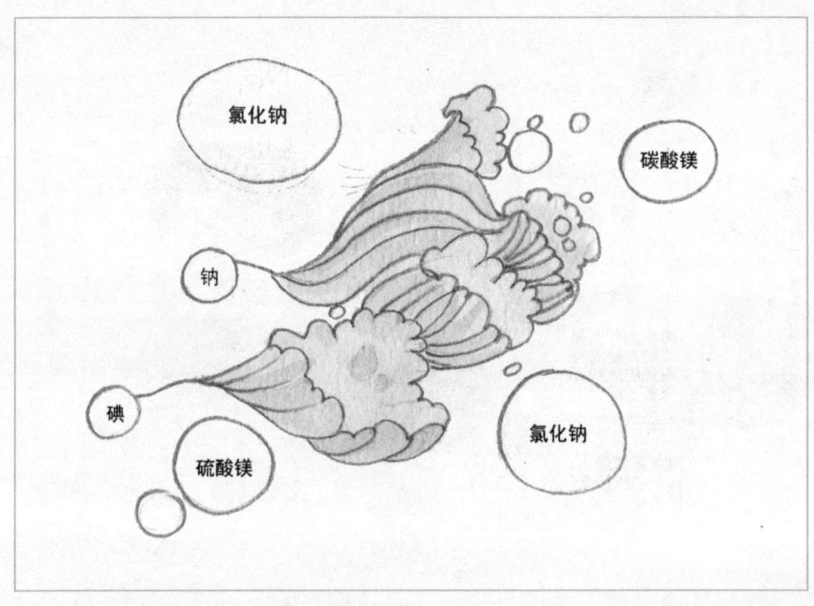

科学家曾做过这样的假设：假设将地球上的海水中全部的食盐提取出来，平铺在陆地上，会出现什么样的结果呢？它将会使陆地的高度增加153米，也就是50层楼那么高。根据有关部门的统计，海水中盐的总量高达5万兆吨，总体积足有23000立方千米，它可以将整个北冰洋填平，还绰绰有余。如果把这世界上的海水都蒸发干以后，海底会积上超过60米厚的食盐层。

海水“生下来”就是咸的吗?

科学家们在长期对海水的研究中发现，海水中各种物质的比例长期以来都保持恒定，所以许多海洋中的生物都已经非常适应了。有玩笑说，美国大兵来中国一定会水土不服，但是美国的龙虾来中国“旅游”就一定不会“水土不服”，因为全世界的海水里的物质基本都是一样的（当然，被污染的海域除外）。海洋中的生物离开了它们赖以生存的海水，就像我们人离开了淡水一样，无法生存。

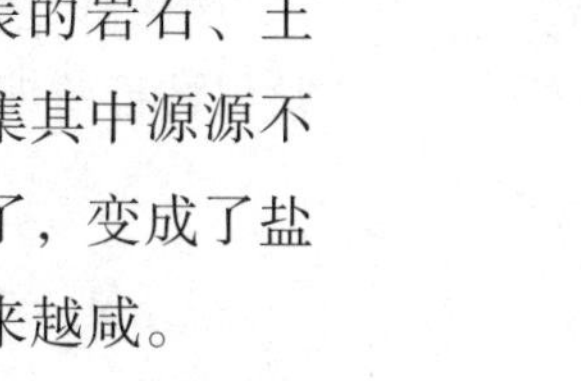

那么，海水是否“出生”时就是咸的呢？它的盐是从哪里来的呢？它还会越来越咸吗？

其实，关于海水为什么是咸的这个问题，目前科学界存在三种观点。

一、“后天说”：有人认为，海水其实一开始是淡水，它并不咸，后来是经历了漫长的地质变化，水流冲刷不断地侵蚀地表的岩石、土壤，将这里面含有的大量盐，与雨水、小溪、河流不断汇集其中源源不断地流入大海，盐越来越多，最后海水就成今天这个样子了，变成了盐的聚积地。按照这种说法，随着时间的推移，海水也将越来越咸。

二、“先天说”持这种观点的科学家则认为，海水“出生”时就是咸的。这主要是由于他们在研究中发现和观测的结果证明：海水并没有越来越咸，尤其是海水中盐的成分并没有因为时间的推移而增加，它只是随着地球经历的各个时期不同，盐的比例只是有所不同而已。

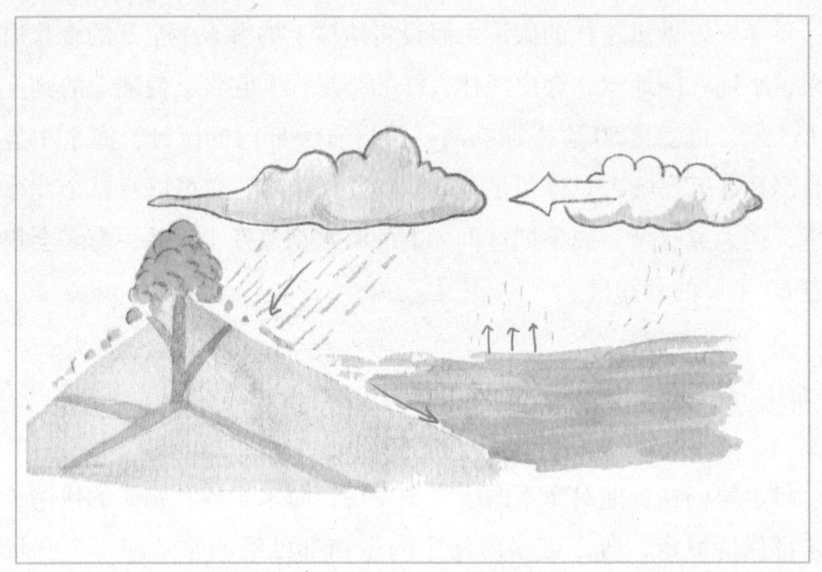

还有一种有别于前两种的说法，是“先天+后天”两种因素致使海水是咸的。这种说法也得到了大部分科学家的认同，他们认为海水之所以是咸的，不仅有先天的原因，还有后天的影响，这其中包括陆地上的盐源源不断地被水冲刷流入海洋，还有另外一部分的原因是海底发生火山喷发，不断地会有大量的岩浆溢出，这样也会使大海中盐类的比重增加。以著名的“死海”为例，虽然海洋中的盐会越来越多，越来越咸，然而，可溶性的盐类无止境地增加的结果，必将会“物极必反”使它们最终转化成大量不可溶的物质，不断地沉入海底，被海底吸收。所以，这样才使海洋中的盐保持目前现有的平衡状态，没有“越来越咸”的缘故。

“五颜六色”的大海

许多小朋友看到这个标题，一定会说，写错了吧？我们平常看到的大海可都是蓝色的，哪来的“五颜六色”啊？的确是，我们通常见到的大海都是蓝色的，这是由于光的七种颜色有不同的波长，它们分别被海水吸收后反射给我们的程度不同，像红色、黄色等光的波长具有十分强的穿透力，而蓝光和紫色光波可就没那么长了。由于它的穿透力非常弱，所以一般遇到海水或者是其他微小颗粒的物质时，就会马上反射到我们的眼睛里，而我们人的眼睛偏偏对紫光又不十分敏感，这样我们眼里看到的大海就只是蓝色的了！所以，我们常说："碧海蓝天"，说的是天和海一样都是蓝色的。

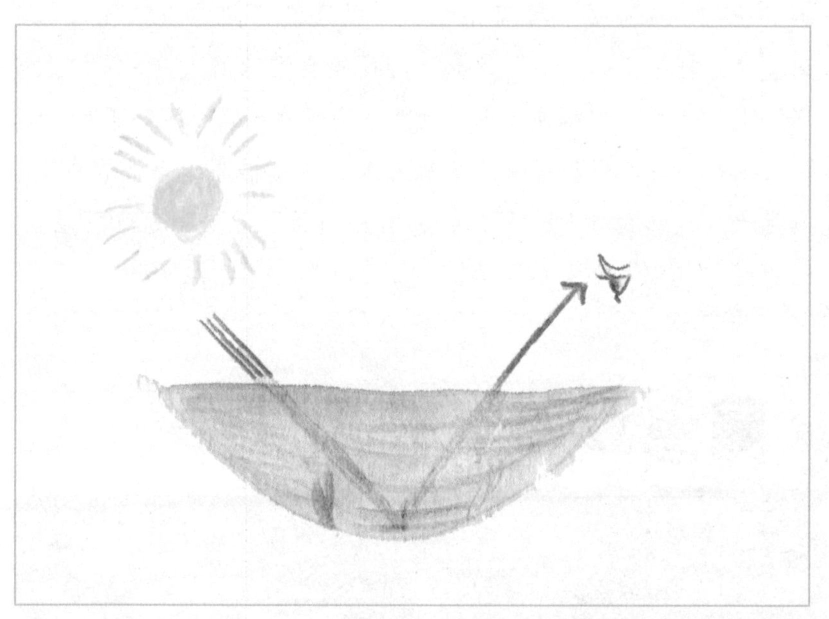

那么，除了蓝色的大海，世界上的大海真的还有其他颜色吗？当然了，有红海、绿海以及黑海。像位于亚洲和非洲大陆之间长方形的"红海"，这是由于海中大量"蓝绿海藻"长年在这里生长繁殖，它们死后，就变成了红褐色，在海的表面飘浮，所以人们将其取名为"红海"。还有，由于海水流动缓慢，因此滋生大量的鞭毛虫，所以整个海洋就看起来像黑色的墨水，人们就将其取名为"黑海"。大家这回知道了吧？海水可是名副其实的"丰富多彩"呢！

小链接

“死海”不死

“死海”位于亚洲西部，在巴勒斯坦和约旦两国的交界处。因其长年没有鱼虾、寸草不生，所以人们将其称为“死海”。可就是这样一个“不毛”之地，即便不会游泳的人，一个“猛子”扎进水里，照样淹不死，而且还会浮在水面，沉不下去。

这是为什么呢？原来，死海海水的咸度很高，海水的密度远远大于人体的密度，所以，人自然就浮在上面，沉不下去。这也是“死海”不死的原因。

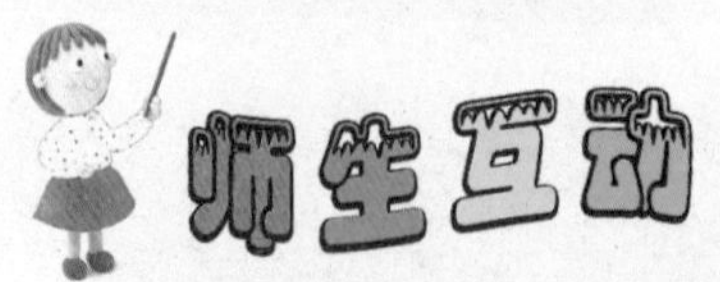

学生：老师，现在淡水这么稀少，我们是不是可将海水变为淡水呢？

老师：当然，目前已经有许多种方法将海水变为淡水的技术，像蒸馏技术、冷冻技术、电解技术以及渗透技术等等。

学生：真是太好了！

老师：不过许多技术还处于初级阶段，由于海水变淡水造价很高，一次性投入巨大，只有少数像日本、阿联酋等国在使用。即便如今海水变淡水已经取得了突破性的进展，然而，要想解决全世界的水资源危机，仍需要我们极大的努力！

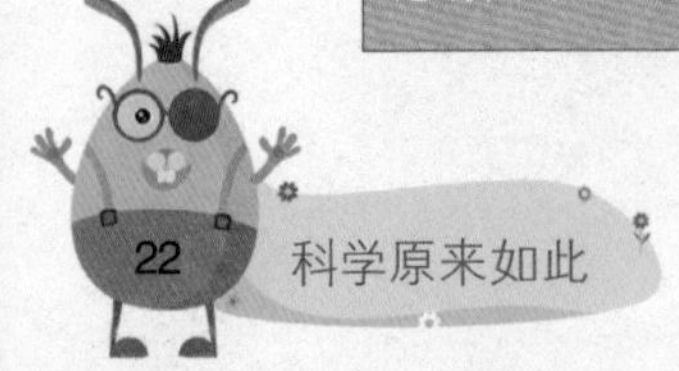

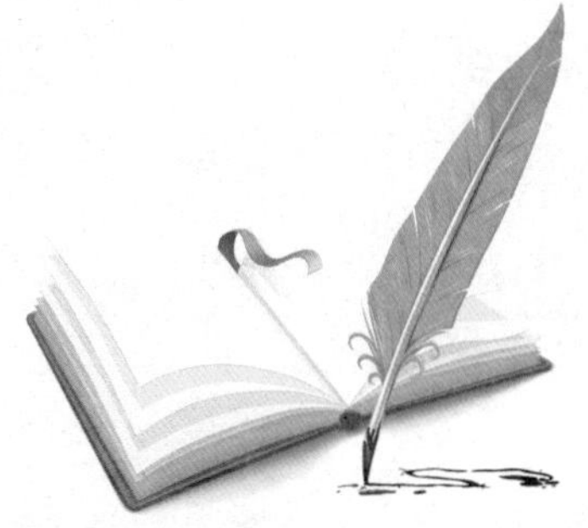

离这种水远点

◎智智和妈妈一起看新闻联播。

◎智智看到电视里洪水肆虐的画面，忧心忡忡。

◎妈妈抚摸着智智的头，表情十分沉重。

◎智智拉着妈妈的手，急切地向妈妈询问。

受“达维”影响，辽宁省持续暴雨以致187万群众受灾。
新闻联播
俗话说“洪水猛于虎！”
洪水真那么可怕吗？
遇到洪水我们该怎么办呢？

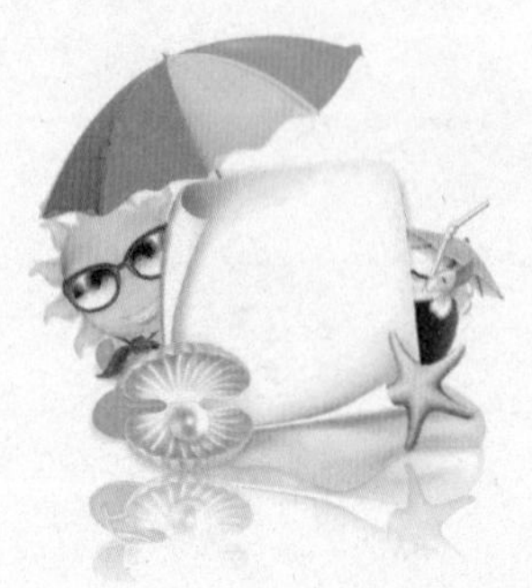

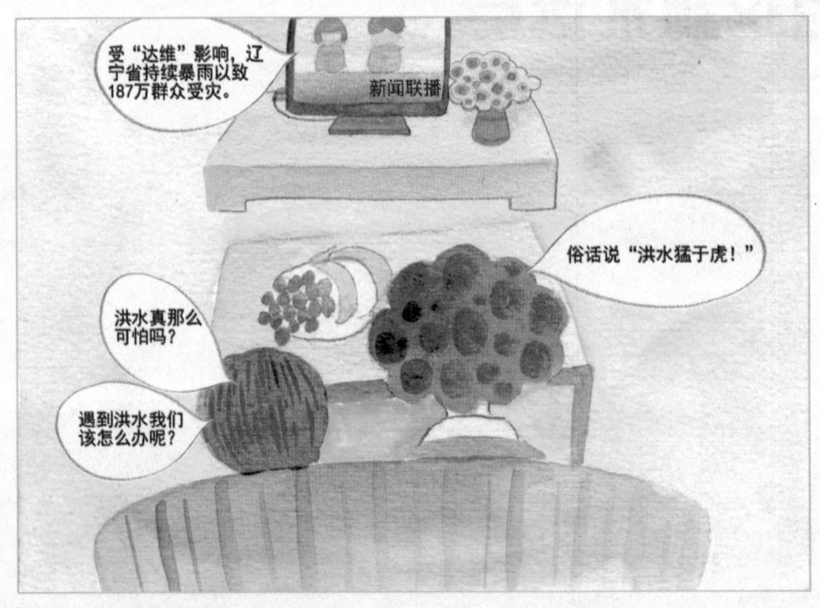

洪水到底是谁弄出来的？

洪水作为一种自然灾害，常被许多人认为是“天灾”，是不可抗力，与人类无关。然而，事实果真如此吗？其实不然。除了由于太阳的活动以及火山喷发导致的降雨过于集中、密切引发的洪涝灾害，是不可抗力以外，还有一部分原因则是，由于我们人类对大自然的破坏，激起

“大自然发怒”的结果。

不得不承认，随着农业文明的出现，人类的确对大自然改造的能力不断地增强。然而，人类也在不断地破坏着大自然的生态平衡。这种破坏生态平衡所造成的恶果之一就是洪水频发，以向森林的开发为例，人

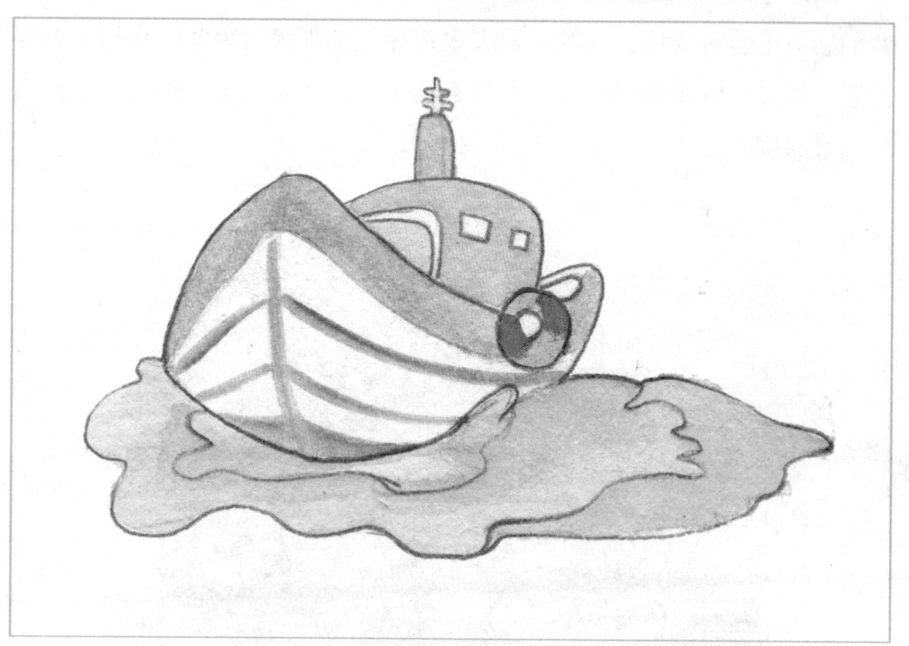

类早期将森林开垦成农田，短期内的确解决了许多人“吃饭”的问题，为人类提供了更多的粮食来源。然而，它却造成了地表裸露、水土流失严重等恶劣后果，泥沙随着雨水顺流而下，长期淤积在中下游河道和湖泊中，造成河床淤高，泄洪能力降低，经年累月导致水系发生了巨大的变化，为洪水的暴发提供了“先决”条件。

另外，工业化的发展也使人们对森林无度地砍伐，使森林变得越来越荒凉，大到实木家具、小到纸张、平时生活中随处可见的一次性“方便筷子”等等，都要去砍伐树木。他们毁掉的是一棵棵参天大树，酿成的苦果必须由人类自己“买单”。

看到这些，你还能说洪水是“天灾”，与我们人类无关吗？

洪水对我们身体的危害

洪水很恐怖，更恐怖的是它带来的巨大影响：它能在不经意间就让我们感染上各种疾病，这些疾病大多传播性都很强，因此，我们千万要注意。那么，洪水都能导致一些什么疾病？这些疾病又会出现一些什么样的症状呢？

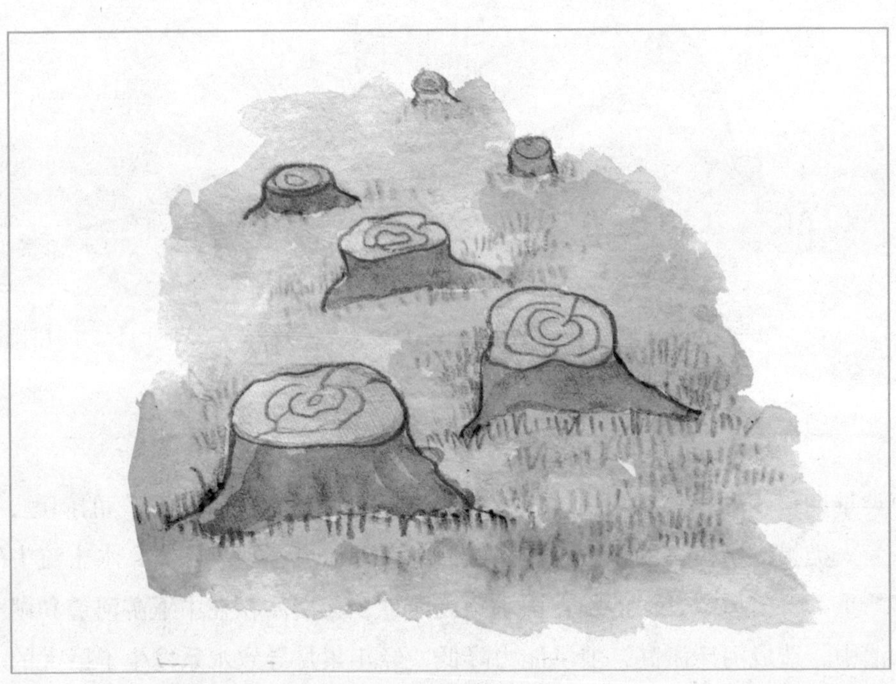

痢疾：这是一种最常见的疾病，感染之后会腹痛，还会排血便等。

伤寒：伤寒会导致肝脾肿大、白细胞减少、持续性高热、全身中毒等症状，并且还伴有肠出血、肠穿孔等并发症。

乙型脑炎：这种病发病比较快，最常出现的症状是恶心、呕吐、嗜睡，头痛、抽搐、颈项发硬等，如果抢救不及时的话，可能会导致患者直接死亡。

疟疾：这种病我们一般俗称为打摆子，得了这种病的人会突然发抖，怕冷，面色会变得苍白，嘴唇和指甲都会变成紫色。从发冷恢复过来之后会突然变得暴热，全身出大汗之后又会恢复正常。这种病发病周期很短，一般隔一两天就会发作一次。

血吸虫病：这种病起病也比较快，主要表现症状为腹痛、腹泻、发热、食欲不振等等。疾病后期，患者的肝功能会被损害，上消化道会大量出血，严重一点的会直接死亡。

洪水除了能让我们患上各种疾病之外，还会破坏我们的生命财产安全，据了解，全世界自然灾害超过 75%，财产损失 40% 是由于洪水造成的。洪水袭来时，所过之处常常屋倒房塌，车毁人亡，力量巨大，令人震惊。15 厘米高的洪水就可以将人冲倒，60 厘米的洪水，就能冲跑一辆汽车，能让整个受灾区顷刻间一片汪洋。

如何治疗洪水引起的疾病

上面提到的各种由洪水引起的疾病大多都是因为蚊虫的叮咬而感染上的，或者是因为和患病的牲畜长期接触的缘故，比如牛、马、羊、猪等等。只要和它们接触的次数多了，人就会感染上它们所携带的疾病。血吸虫病则是因为患者在充满钉螺的水域和钉螺长期接触的缘故，因为钉螺很容易导致血吸虫病。那么，这些由洪水引起的疾病该如何治疗呢？

痢疾：痢疾是一种急性肠道传染病，治疗这种疾病先做一个药物敏感试验，然后选用适合的抗生素，在药物方面，可以试着用一下左氧氟沙星片剂。不过建议最好还是去正规医院接受治疗。

伤寒：治疗伤寒主要选择药物治疗，有效治疗伤寒的药物是氟喹诺

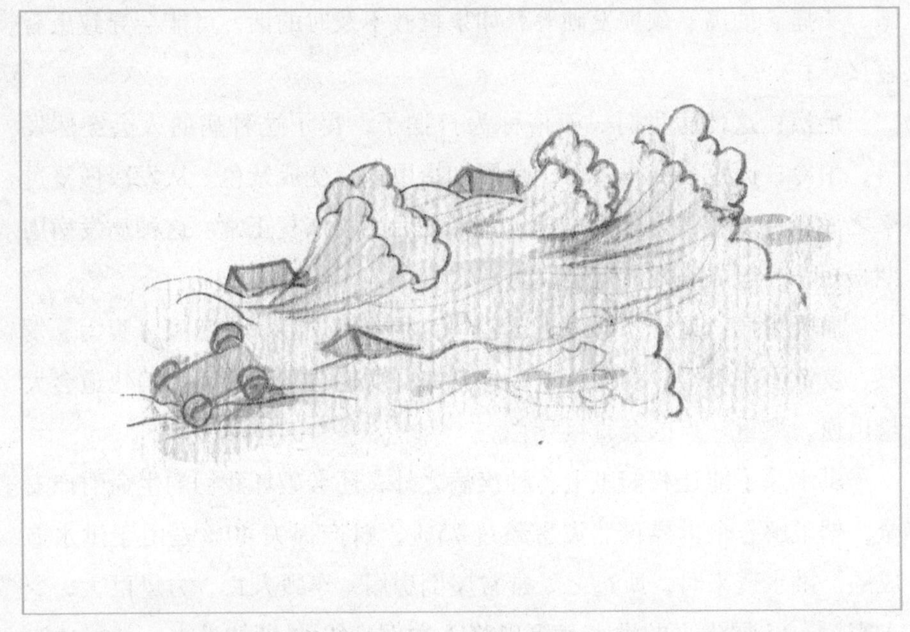

酮类药物或者头孢菌素类的药物，这两种药物对治疗伤寒有很好的作用。尤其是氟喹诺酮类的药物，口服吸收能力比较强，杀菌作用也比较厉害，副作用也比较小，是最佳选择。

乙型脑炎：在早期，可以使用一些抗毒素药物治疗，比如病毒唑或干扰素等等。接下来要对患者进行智力、吞咽、语言和肢体功能的治疗和锻炼，因为乙型脑炎会影响到大脑，破坏大脑的细胞。可以采用体疗、中药、针灸、按摩、推拿等方式，这些方式的效果都比较好。

疟疾：疟疾的症状有很多，最好对症治疗。体温过高的患者可以进行物理降温治疗。还可对患者应用低分子右旋糖酐，以便防止血管内红细胞的聚集。严重一些的患者可以应用肾上腺皮质激素进行治疗，但是使用一定要适当。

血吸虫病：目前，治疗血吸虫病用得最多的药物是吡喹酮，这种药物对抗血吸虫很有效，但是有比较多的副作用，比如头昏、头痛、乏力、四肢酸痛、眩晕等。

小链接

如果我们很不幸遭遇到洪水该怎么办呢？不要慌，一定要注意以下几点：

以最快的速度向高处转移，远离危房，寻找安全的固定场所，避免落入水中；

在洪水即将没过屋顶或冲垮建筑物之前，尽量待在原地，等待洪水停止上涨；

条件允许时，自制木排等逃生工具，如果随身带有通信设备，尽量第一时间联系救援，同时，可以利用眼镜片、镜子等光折射发出求救信号，如果发现救援人员来救援时，要尽量挥动衣物、呼喊“救命”，以此来引起救援人员的注意；

注意搜集木盆、木桶等逃生工具，除极特殊情况下，否则即便“水性”再好的人，也应尽量保留体力，切勿轻易涉险渡水，保持体力等待救援；

学生一定要听从家长和学校的安排，撤离到安全地带，如来不及撤离，应尽量用沙袋、石头堵住房门口，然后到屋顶避水；

离开房屋时，如果时间允许，要尽量随身带一些衣物、食品、水、药品以及取火物品。

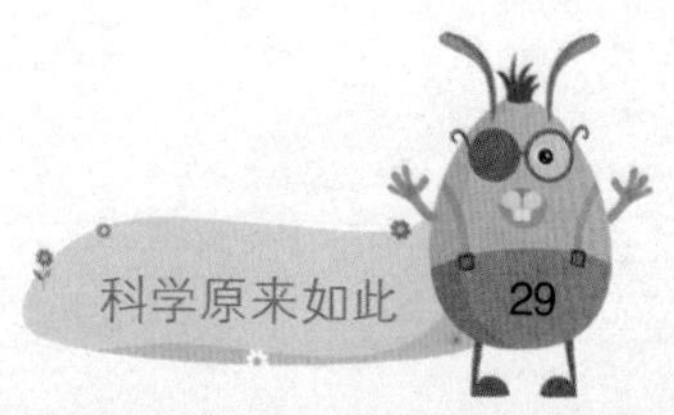

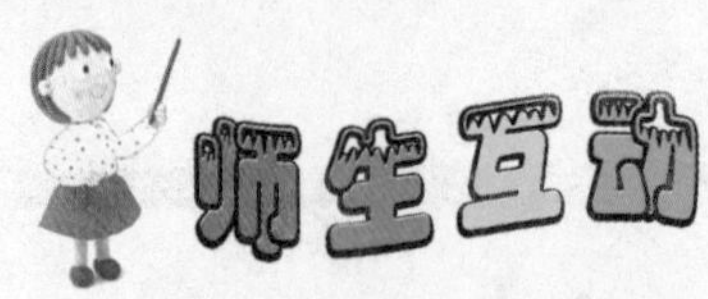

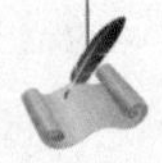

学生：老师，现在才知道洪水真的很可怕。

老师：是啊，现在我们知道，洪水并不完全是“天灾”，还是由于我们人类对自然环境的肆意破坏，“大自然发怒”才造成的灾难。

学生：老师，您放心，我们从此以后一定要好好爱护我们的大自然，多植树、少用水、不浪费纸张、保护动物，爱护我们这个家园！

老师：同学们能这样想真是太好了！让我们从今天起一起努力吧！

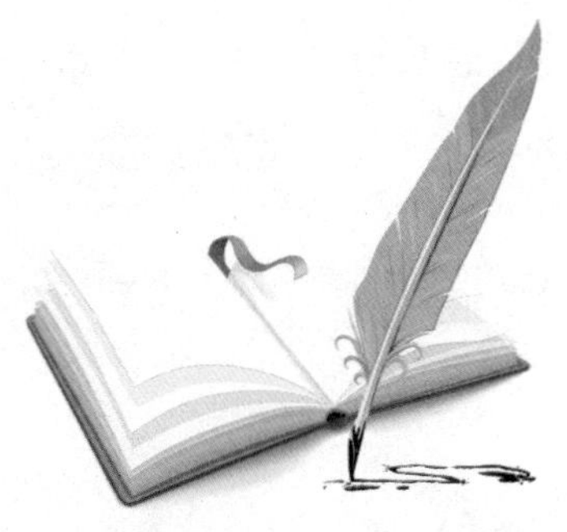

治疗身体的好帮手

◎周末的午后，智智伏在书桌上认真写作业。

◎妈妈告诉智智：外面下雪了，好美！

◎智智问妈妈：雪花无论大小，为什么都是六瓣呢？

◎妈妈耐心地告诉智智，并细细地讲起有关雪的故事。

外面下雪了，很美！
雪花无论大小，为什么都是六瓣呢？

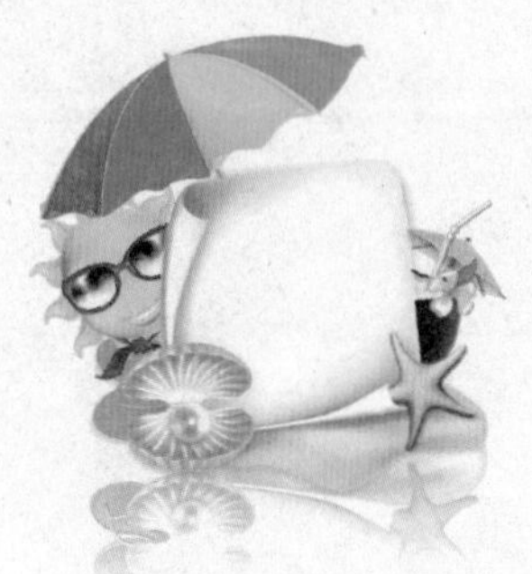

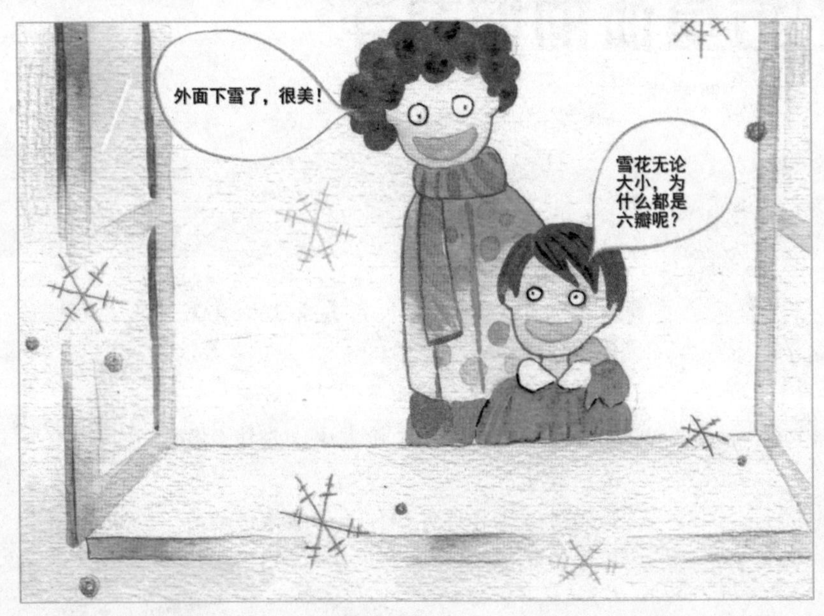

雪水和普通水的区别是什么

许多小朋友可能会问，雪既然是水的固态表现形式，那么它本质上应该与普通水没有任何区别啊，只是形态上的不同而已。事实并非如此，科学家经过研究发现，雪水的结构与普通水的结构大不相同。

首先，雪水中含有的重水比普通水少四分之一。重水是一种对各种

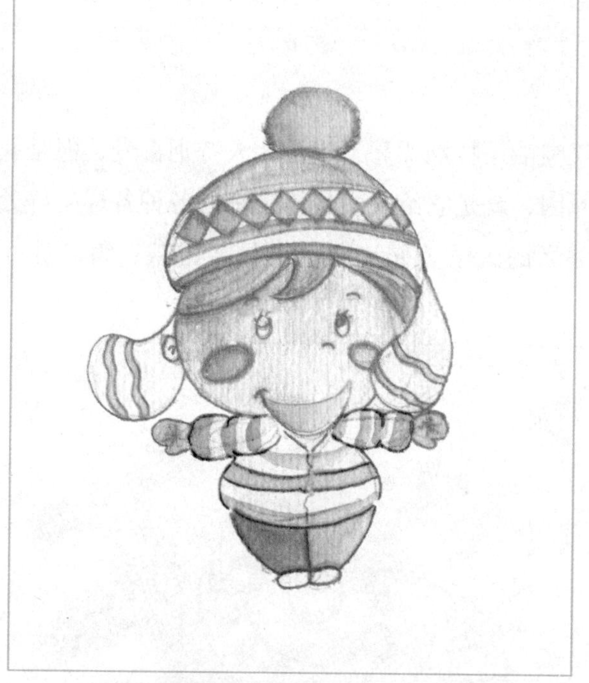

生物的生命活动有强烈抑制作用的“致命水”，里面有致病的放射性元素。实验表明，重水会使农作物无法生根发芽，如果重水比重一旦超过30%，鱼虾就会很快死亡。因为雪水中的重水比普通水要少许多，所以对人类和大自然中的动植物均有益处。

其次，雪水与普通水的区别还在于它们的结构不同：普通水一般是水蒸气——水——冰的一个转变过程。而雪的变化则是由水汽遇到剧烈的冷凝后，直接凝化而成雪，在整个过程中其他的气体很少有机会介入，所以结构相对紧密，与生物细胞液的分子较为亲近，比较容易利于包括人体在内的动植物体的吸收，雪水的这种特性可以激发人体内酶的作用，促进新陈代谢，对人体健康也极为有利。

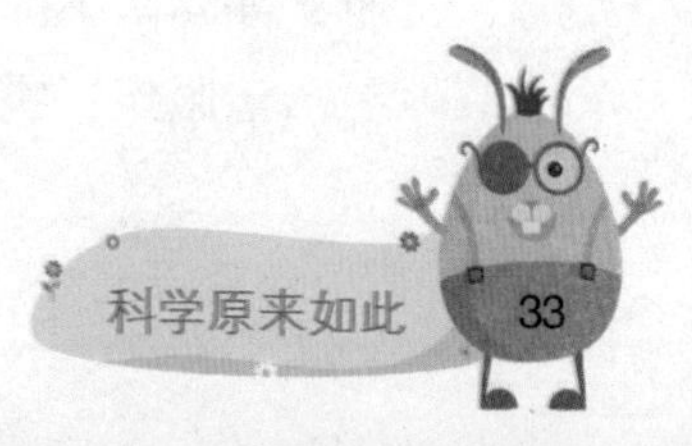

雪水对我们身体的好处有哪些？

雪水不仅纯洁还特别漂亮，确实让人特别喜爱，但是我们喜欢雪水最大的一个原因，就是它给我们身体带来的各种各样的好处。

据我国著名的医学著作《本草纲目》记载：雪，甘冷无毒，解温

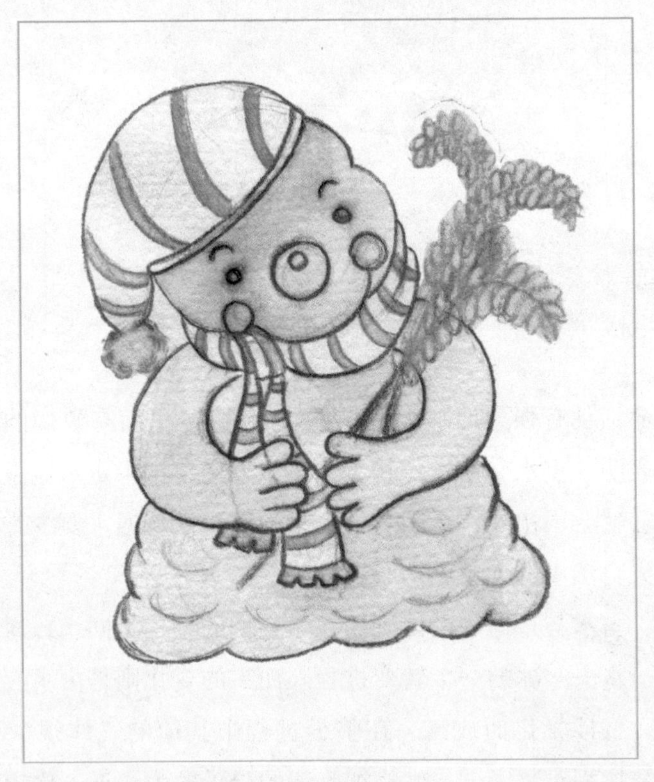

毒，祛热症。民间素有腊月雪是“廉价药”之说，应用广泛。运用雪水，可以治疗各种各样的疾病和杂症，在某些方面，甚至抵得过药物哦。那么雪水能治疗身体的哪些疾病呢？

治眼疾：雪能治疗因上火引起的双眼红肿，用腊月的雪水洗浸双

眼，就可以消除眼红肿。

去痱止痒：如果将腊月雪密封坛中，在盛夏取出，可以治疗夏季的痱子，有消痱止痒的效果。

治烫伤：雪水对于烫伤患者有极好的治疗作用，一般将伤处在雪水中浸泡数分钟以后，便能消炎止痛，达到不感染、不起疱、消炎止痛的作用，愈后皮肤不结痂，光洁如初。

降低胆固醇：俄罗斯的一项调查表明：雪水中的含酶化合物多于普通水，如果每天饮用雪水 1 ~ 2 杯，就可以保证体内的胆固醇降低，有效防止动脉硬化的发生。

治疗冻疮：冬天的时候，有的小朋友容易患上冻疮，很难受。其实雪水还能够预防冻疮呢。在前一年的冬天，可以收集一些雪水，到第二年夏天的时候可以把这些雪水拿出来，然后用生姜和水一起洗手，这样的水能预防长冻疮哦！

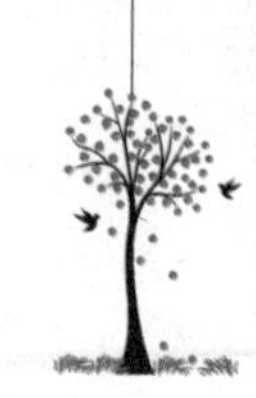

这下大家都知道了吧？雪水真的是治疗我们身体的好帮手，用它的地方还真不少呢！

雪水除了能治疗身体疾病之外，它还能泡茶喝，在古代，雪水常常被许多文人雅士请到“茶桌”上奉为煮茶之上品。一般他们都会将梅花上的积雪从枝头采下，然后入罐密封，贮藏地窖。冬藏夏启，用来煮茶，以解夏季的暑气。用雪水煮的茶水，非常甘甜可口哦！

雪对我们身体和生活的影响

雪除了能治疗我们身体的疾病给我们带来好处之外，也有很多负面影响呢，那么这些负面影响究竟是什么呢？

雪会阻塞交通：冬天的时候，某些地方的高速公路因为积雪太多，路太滑，导致地面与汽车轮胎之间的摩擦力减小，发生了车祸，造成交通堵塞，影响了整个公路的畅通。

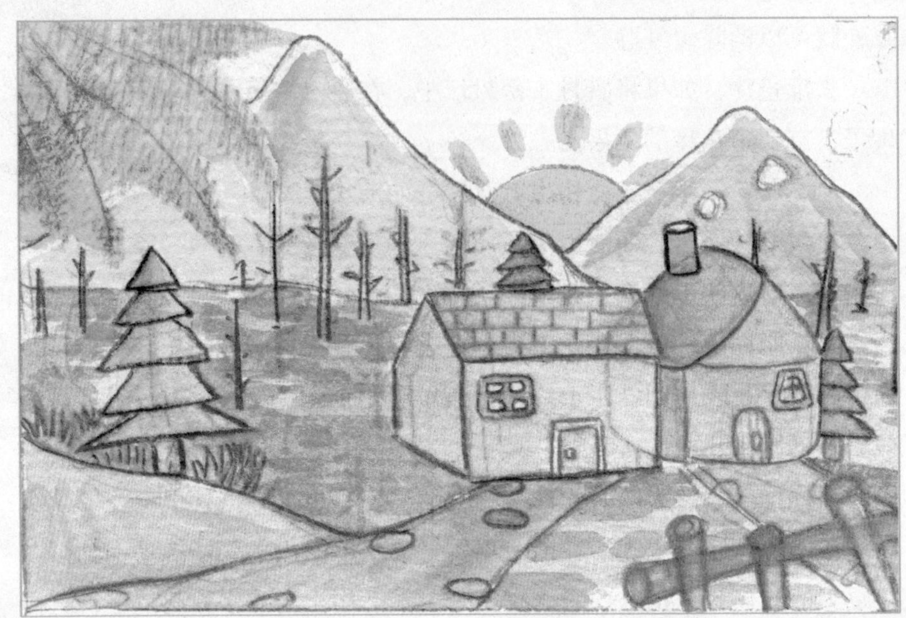

导致雪盲症：雪洁白好看，但是不能长时间盯着看，因为雪能反射紫外线，而且这种紫外线还比夏天的要强很多，不仅能灼伤我们的皮肤还会刺伤我们的眼睛，让眼睛暂时失明，严重的甚至会永久性失明。所以，雪花虽然美，但是不要多看哦。

压塌不结实的建筑：飘飞的鹅毛大雪确实很好看，但是当它们越积越多时就不那么可爱了，因为它们堆积到一起之后，就有了一定的重量。这些重量对一些本来就不结实的建筑可不是什么好事，它们会被这些积压的雪给压塌，直接造成经济损失和人员伤亡。

雪不干净：从表面上看，雪是洁白的，但是它并不干净。雪在从天空中飘落下来的时候，天空中的尘埃也会裹挟在里面，带有各种致病物质。

综上所述，雪同时具有两面性，我们应当和它保持距离，在接受它好处的时候，也要预防它的坏处。

小链接

进入隆冬时节，北方大地千里冰封，万里雪飘，苍茫无际。许多人们沉浸在玉树琼花的美景之中。人们不禁感叹大自然的鬼斧神工。有细心的小朋友可能会问了：为什么雪花无论大小，都是六瓣呢？为什么不是五瓣呢？

雪是一种自然现象，是水或冰在空中凝结之后落下所形成的，它是一种固态水表现形式。作为一种结晶体，单个雪花的大小一般都在0.05～4.6毫米之间，而重量极轻，只有0.2～0.5克。雪一直保持最初的六角形对称状态，这是因为雪花在形成最初之际，由于大气中的水气是处于饱和状态，而温度却是在零度以下，这样就使水结晶，随着冰晶连接在一起，雪花也随之诞生。在结晶过程中，由于冰晶的基本模式均是六角形，所以雪花的形状也就是我们常见的“六瓣”了。

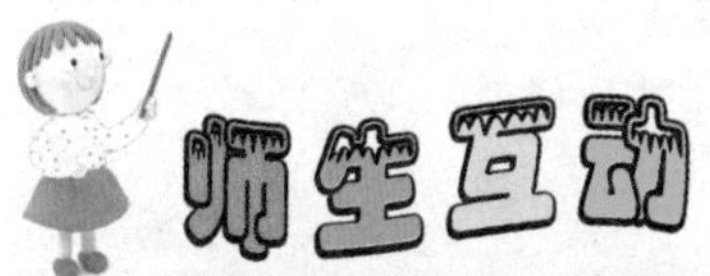

学生：老师，雪除了白色的还有其他颜色吗？

老师：有的，并不是所有的雪都是白色的，有的地方下过“黑雪”呢，这是因为雪在掉落的过程中夹杂了空气中相应颜色的物质所导致的结果。下黑雪比较多的地方是一些煤矿资源比较多的地方，雪在落下的时候夹杂了空气中的煤灰。

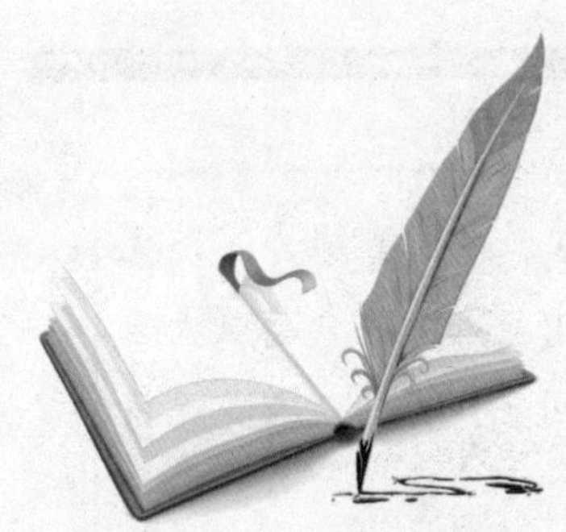

污水为何害人不浅

◎智智一家人在看一档电视节目，里面的内容让他们感到震惊。

◎智智好奇地问爸爸，什么才是水污染。

◎爸爸告诉智智，这个问题很复杂。

◎爸爸说，水污染是一个全球性的问题。

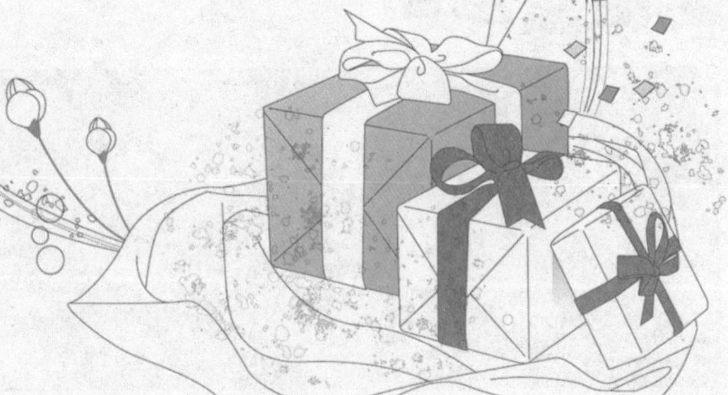

水污染问题严重影响人类身体健康。
污水害人不浅，后患无穷。
到底什么是水污染呢？

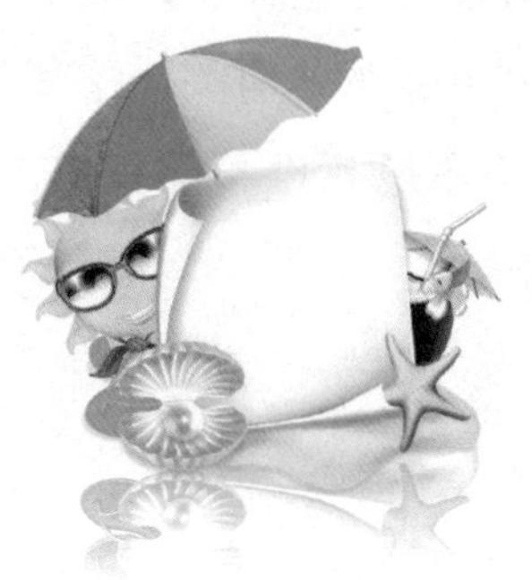

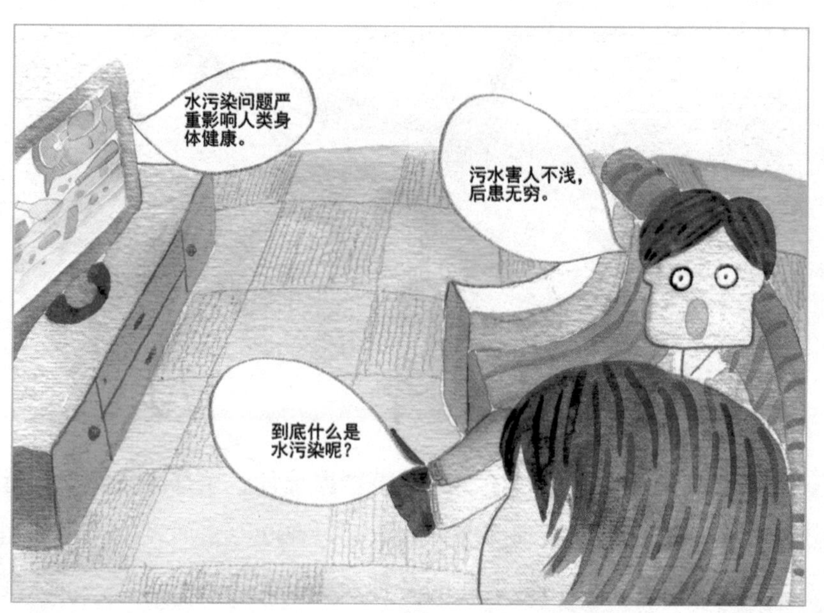

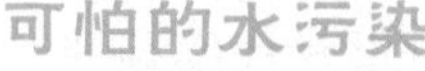

可怕的水污染

下面这份来自世界卫生组织（WTO）的报告，也许会让很多人触目惊心，我们不知道“水污染”问题已经迫在眉睫，严重危害到我们自身的健康。世卫组织（WTO）最新的一项调查显示：全球有超过80%以上的疾病源于水污染，因饮用污染水源而患病的人超过12亿，被称为“不治之症”的癌症患者有50%都与水污染有直接关系，最令我们痛心的是，全球一半以上的儿童死亡与饮用被污染的水有关，这其中有2500万人仅是5岁以下的儿童。我们真的很不愿意也不敢相信，那些曾经鲜活的生命就这样毁在“毒水”之手。

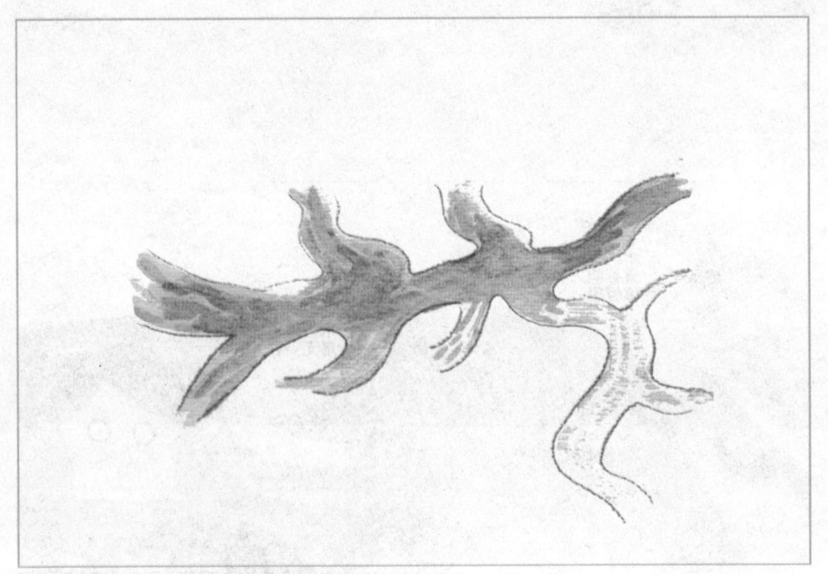

而这些只是一个开始，还没有结束。据统计，全球因水污染引起的传染性疾病如霍乱、痢疾和疟疾的人数超过500万，而在中国每年也有超过500万人死于因水污染引起的各种疾病。500万人，这是多么庞大的数字，让人不禁有些“胆战心惊”！

生活在黄孟营存的人对水污染的现象颇有感触，世世代代的颍河几十年间竟然变成了另外一副模样，这里的人们流传着这样一句顺口溜“颍河水，颍河水，五十年代淘米洗菜、六十年代洗衣灌溉、七十年代水质变坏、八十年代鱼虾绝代、九十年代拉稀生癌”。那曾经纯净的淘米水，经过四十年的变迁，竟然成为“毒水”，这样的事实实在令人难以接受。

谁毁了我们的“干净水”

那么什么叫污水呢？污水是指不具备原来的使用功能，掺入了新的物质，或者由于外界物质的介入，导致水质变坏的一种水。它包括：工业废水、农业污染、生活污水等几部分。这里面最令人头疼的“老大难”问题就是工业废水，它不但难以净化，而且处理起来非常麻烦，对自然界包括人类在内造成的后果也非常严重。

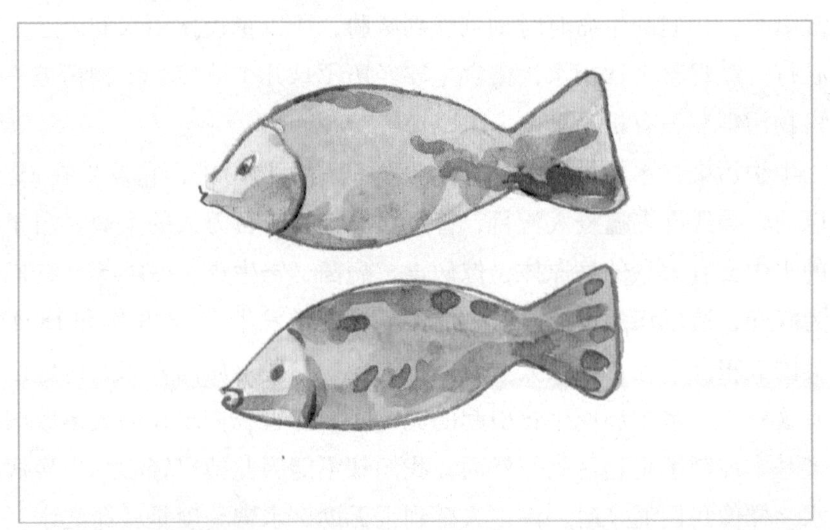

工业废水多是工业生产排出的污染物，由于生产过程不同，工业废水不能统一划分，它引起的污染，除了直接注入水体引起的污染外，还包括固体的废物以及废气等造成的各种污染。像一些小型造纸厂的臭水横流以及造纸过程中产生的大量废气等都属于此类污染。

另外，还有一部分是源自农业的污染。近十年来，人们为了追求高产量，对农药、化肥的大量使用，导致大部分农药残留在土壤和空气中，一旦降雨，就会经过地表渗入地下，对地表水产生污染，危害饮用水安全。

生活污水也是一个重要的污染源，据统计世界上仅城市一年的生活废水的污水量就超过500立方公里，我们很难想象一滴污染的水将会污染和波及数十倍的干净水体。城市生活污水，一般由以下几个途径产生，像厨房、厕所、浴室等排出的污水以及垃圾和废气引起的水污染。由于城市人口集中，所以产生的生活污水非常巨大。

水污染给我们带来的各种各样的可怕影响

病从口入，很难想象如果我们每天喝着“致命”的污染水，身体能健康吗？我们的生命时时刻刻受到威胁，所以重视饮用水安全已经势在必行。纵观整个饮用水污染它主要经历了这几个阶段，生物污染——无机物污染——有机污染物。

生物污染：水污染中最令人生畏的就是生物污染，它发生在19世纪以前，导致许多瘟疫大流行，曾经一度夺去千百万人的生命。由于污染的水中含有大量的病原体，像病毒、病菌、寄生虫、藻类等，它们以水为媒介，造成疾病横行。著名的流行瘟疫像发生在1848年和1854年的英国大霍乱，死亡万余人。就是在现今，某些落后国家和农村地区仍然有这样因为水中病原生物引起的流行病。尽管我们现在的大多数国家已经基本控制了生物污染，然而，我们却不能因此掉以轻心。当疾病像洪水一样像我们涌来时，许多人感到很无助，水曾一度是救命之水，也曾一度变成“害人”的恶魔，实在令人唏嘘。

据了解在37个法定传染病中，靠水传播的疾病就有8种，它们是霍乱、病毒性肝炎、脊髓灰质炎、阿米巴痢疾、伤寒和副伤寒、钩端螺旋体病、血吸虫病、感染性腹泻病。

无机污染：日本1953年发生的“水俣病”就是典型的无机污染公共事件。据了解，日本窒素肥料的制作过程中使用含汞的催化剂，也就是我们常说的“水银”，这种含有剧毒的水银的废水被任意排放，污染了水源，造成鱼贝类污染，而人或其他的动物食用了这种鱼贝，引起汞中毒，造成患者手足协调失常、运动障碍、或者是神经错乱，三个月内半数患者死亡，怀孕的孕妇腹中胎儿生下来，就是天生的弱智。

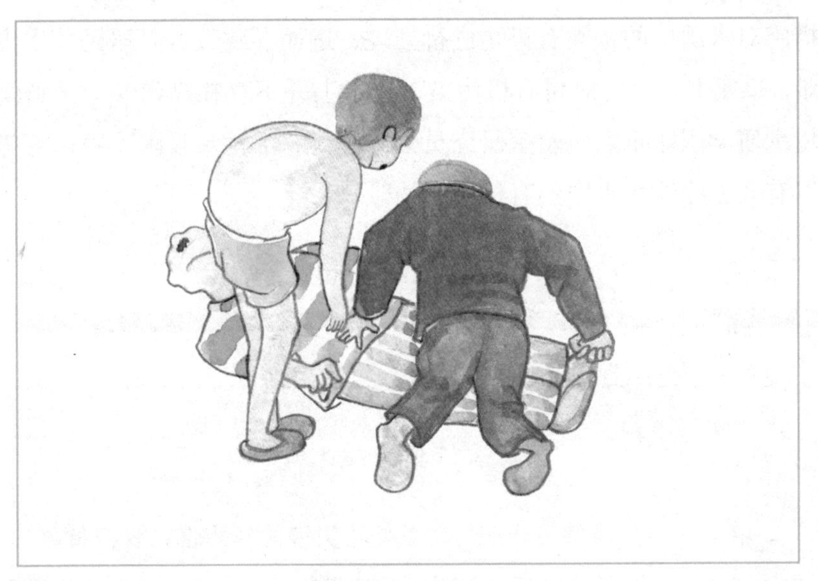

最常见的化学污染物，包括如铅、汞、铬以及氰化物、氟化物、亚硝酸盐等无机物，20 世纪的无机物污染至今在我国的很多地区也时有发生，令我们不得不警惕。与水俣病相同的是一种叫“骨痛病”的病，是由重金属镉引起的水污染所致。在我国最重的饮用水氟中毒和饮水型砷中毒事件中，据现有的资料统计，全国有超过 2000 万人被累及。它不但可以使患者牙齿出现色斑，重者还会影响骨骼发育，而砷中毒则会引起皮肤损伤，重者将患皮肤癌。

最后一点是有机物污染，它的来源很广泛，包括我们前面所介绍的工业污染及化肥农药生活污水这三种污染，如果松花江水受到苯类化合物污染，就是一个典型的有机物污染。

潜在的有机污染 几乎所有的水质专家都认为，当前饮水安全的最大隐患来自有机污染。饮用水中有机污染的来源十分广泛，包括工业污染排放、化肥农药等农业污染以及人类的日常生活，这些有机污染物不仅潜在危害巨大，而且更糟糕的是，它们很多都能躲过传统自来水净化工艺的处理，大摇大摆进入人体内。比如，当地的自来水厂根本没有净化措施对水源中的这类有机物进行处理，进而导致数百万居民饮水出现困难。事实上，目前对付有机污染，技术上并不存在障碍。中国科学院环境水质学国家重点实验室研究员强志民说，活性炭吸附、膜过滤等都可以有效去除饮用水中的有机污染物。

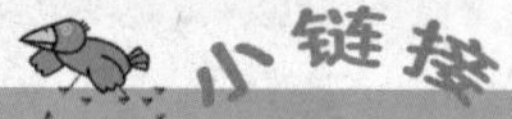

水污染治理

在治理水污染的问题上，许多发达国家的经验值得我们借鉴。美国建立工业规模化的废水处理场，使用物理、化学以及生物处理程序，化废为宝。还有像微孔滤膜法、活性污泥法、微孔滤膜法等，以及臭氧废水处理等等，都是目前十分有效的处理方法。

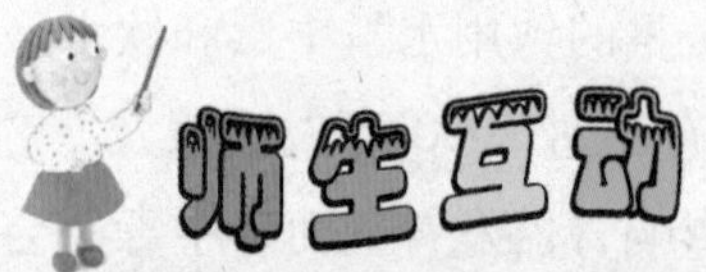

老师：污水危害巨大，同学们知道我们面对污水最应该做的是什么吗？

同学：我们应该保护环境，节水护水是吧？

老师：同学们说得太好了，为了保护我们自己和家人，一定要珍惜我们的水源，做污水监督员！

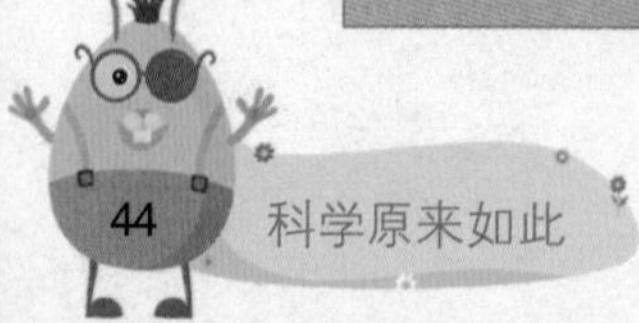

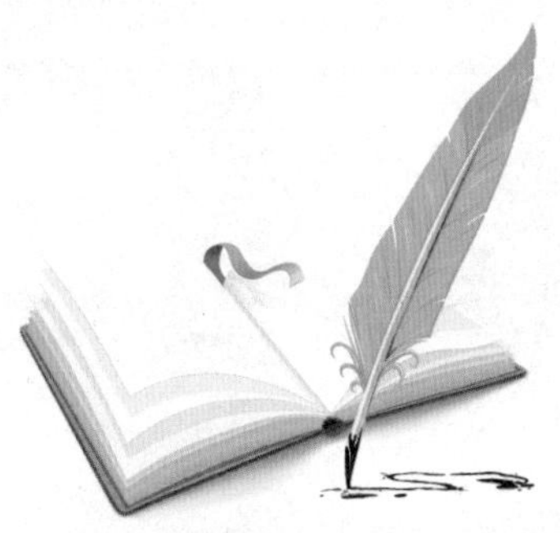

纯净水越纯越好喝吗

◎智智看到电视里某品牌在做一款纯净水的广告。

◎智智问妈妈一个古怪的问题。

◎妈妈告诉智智，长喝纯净水并不好。

◎这是真的吗？为什么电视上都说它好呢？智智充满疑惑。

水是不是越纯净越好？
真的吗？为什么电视上都说它好呢？
纯净水常喝对身体有害。
27层过滤：纯净水

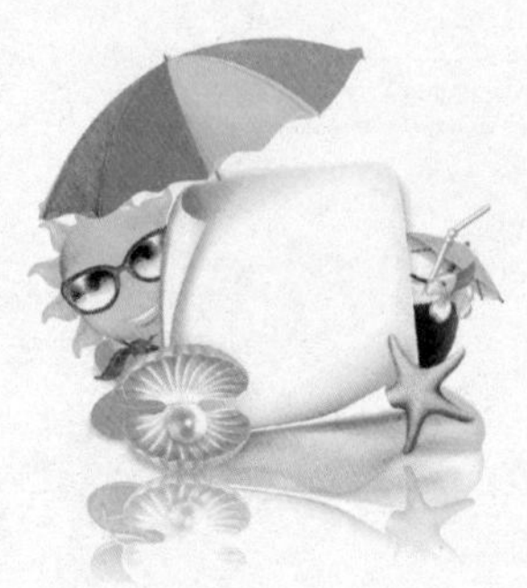

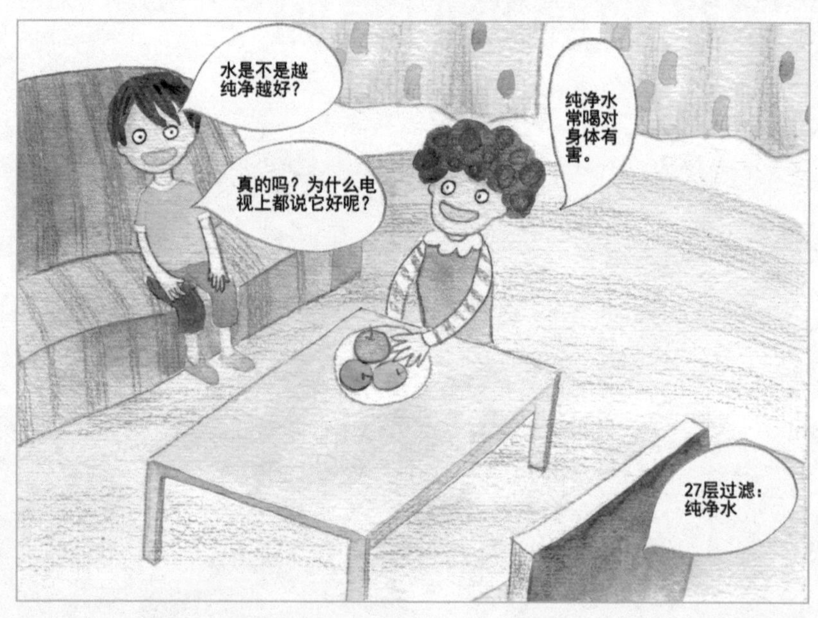

古怪的问题：水越纯越好吗？

纯净水是一种不含任何杂质的 H_2O，是纯洁、干净、不含有任何细菌的水。它主要是通过电渗析器、离子交换以及反渗透、蒸馏等方法制成的。目前在市面上销售的太空水和蒸馏水都属于纯净水的范畴。以往它主要是应用在生物、化学化工以及冶金、宇航、电力等领域，如今，随着人们生活水平的提高，越来越多的纯净水走入寻常百姓家里。然而，纯净水是否越纯越好，对身体是否有益呢？从纯净水出现至今，对于它的争论就从未停止。

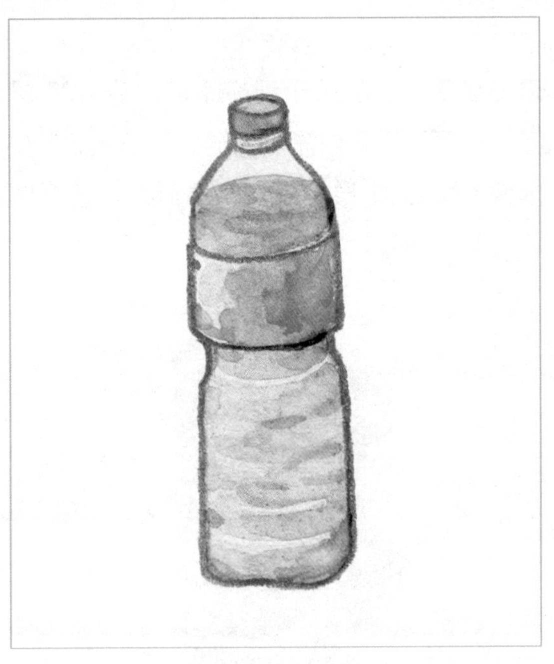

在一些科学家的眼里，纯净水又被他们称为“穷水”，是由于纯净水中不但不含有任何微量元素，甚至水中对人体很重要的生命离子也被去掉了，故此得“穷水”之名。虽然纯净水在分离过滤装置下，帮助我们过滤掉了有害物质，但是我们人体所需的像、镁、铁、钠、钾等也被“无情”地过滤掉了。儿童和老人超过30%的钙要从水中获得，虽然我们从食物中也会获取钙，但是它的吸收很慢，相比水中的钙要低得多。

另外，实验也表明，饮用纯净水会造成人体液酸性过多，这样会引起自身修复减慢，免疫力下降。我们知道纯净水没有我们需要的矿物质和微量元素，它反而会凭借自己的记忆，将身体内部分有益的矿物质像钙、锌、镁等物质带走。在很多发达国家，已经早在法律中明文规定，纯净水不能进入饮用水。

“著名”的27层过滤纯净水，真的需要这么多层吗？

很多人都记得那条著名的关于纯净水的广告，27层层层过滤，让它令人记忆犹新。然而，当我们深入了解后才发现，其实现实生活中的纯净水过滤根本就不需要27层，只是5层而已。这到底是怎么一回事

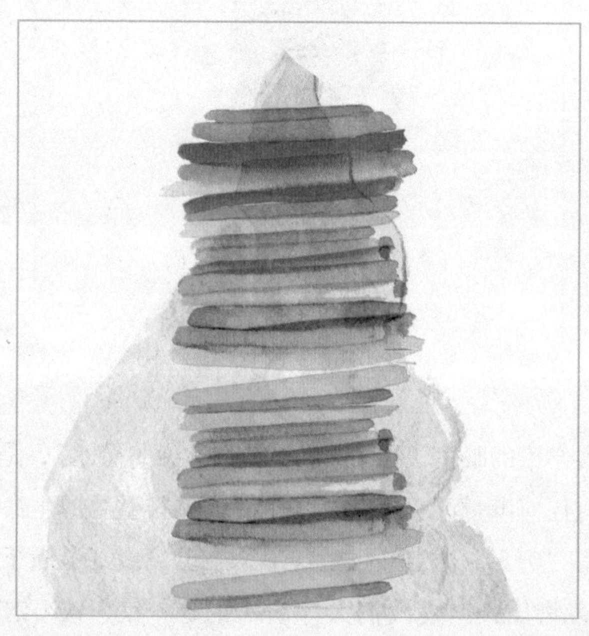

呢？纯净水常规过滤一般要分为以下几层必备的过滤程序，它们分别是石英砂过滤、活性炭过滤、精密保安过滤器、反渗透设备过滤和紫外线杀菌。那么，传说中的27层又是怎么来的呢？我们在广告视频中发现，原来这27层是如此来的？它的前15层分别是：从第一层石英粗型砂过滤悬浮杂质到第二层石英粗型砂过滤泥沙杂质；从第十四层石英细型砂

过滤胶体杂质到第十五层石英细型砂过滤有机物杂质，看起来是15层，其实说的就是一个砂石过滤的过程。它们将过滤悬浮、泥沙、铁锈、胶体、有机物5类杂质和粗型、中型、细型独立了出来，这样就变成了“15层”。剩下的12层也是如此。

其实，纯净水是通过多种介质过滤和逆渗透技术，去除水中的有机物和无机盐，从而达到净化水质的目的，并不是过滤层数越多越好。水的好坏取决于水源、设备等多方面的因素，并不能单纯因为过滤层数多而就认为水质纯净。

纯净水惹祸可不小

首先让我们了解一个轰动全国的“水官司”。1997年，一对高学历的夫妇生下了一个男婴，为了给孩子营造一个健康的成长环境，他们生下来那天就买来大桶的纯净水做饭、做菜和饮用。没想到三年以后，他们的儿子不但得了软骨病，三岁了还不会叫爸爸妈妈，经多方寻医未果。后来，中国科学院水生理学家金日光告诉他们，这一切都是纯净水惹的祸。无独有偶，我国大连某沿海部队，也曾自制纯净水，结果几年后部队官兵罹患多种矿物质缺乏症。

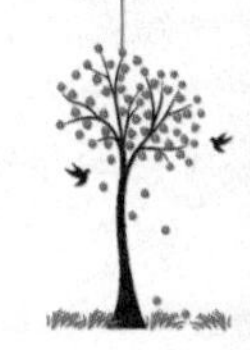

其实，早在很多年前，国外生物医学的报道多次提到：长期饮用纯净水对人体会产生一连锁的负面效应。除了之前我们提到的饮用纯净水会造成钙、锌等微量元素的缺乏，以及免疫力的下降，还有专家提出，人类在400万年的进化过程中，喝的是水溶液，而不是纯 H_2O。生命本就起源于水，如果人一旦离开含有一定矿物质的水环境，就会产生严重后果，不含矿物质的水是孕育不了生命的。

美国著名的水专家马丁·福克斯医学博士，他在他《健康的水》一书中也阐述了“被污染水与纯净水都会对我们的健康造成伤害”，它会引起人体生长缓慢，体重下降，骨质疏松，肌肉萎缩，脑垂体和肾腺系统功能被破坏等一系列严重的健康问题。

同时，长期饮用纯净水还会使孩子增加患蛀牙的风险，由于纯净水中钙、磷等矿物质极少甚至为零，更缺乏有加固牙齿珐琅质作用的氟化物，所以专家建议孩子少喝纯净水。我国上海市教委曾发出通知：禁止中小学校、幼儿园饮用纯净水，而上海市工商行政管理局也曾发出通知：纯水广告不宜宣传“可长期饮用”和用纯水冲调奶粉、煮饭等内容。

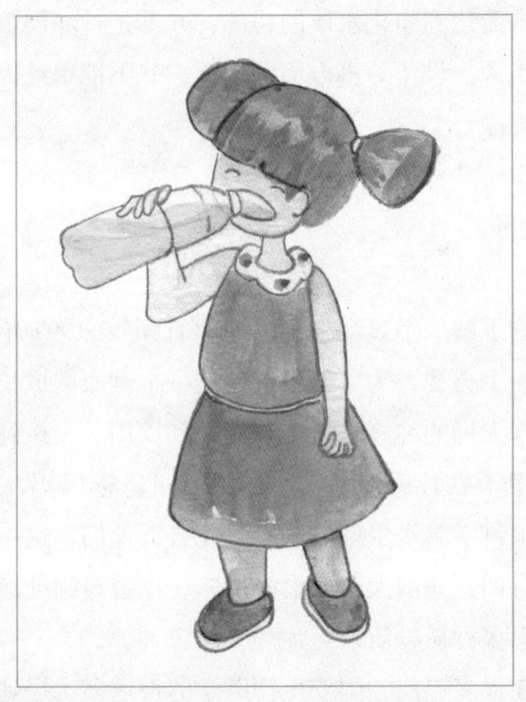

纯净水“至纯”变成了功能退化的“死水”，受到伤害首当其冲的就是儿童。所以，把好这一关至关重要。

那么，我们喝什么样的水才更安全更健康呢？专家表示：我们应当饮用没有污染、没有退化、符合人体生理需要的天然水。日常的自来水进行高温烧开以后也可以放心饮用。

小链接

纯净水的保质期

许多家里常常一桶纯净水要喝半个月甚至更长时间，他们不知道这样暗藏健康隐患。纯净水也有保质期，专家建议尤其是桶装的纯净水，一旦开封后与空气接触，24 小时后就会滋生大量细菌，如果保管不当还会造成二次污染，由于纯净水一旦受到细菌的污染，一没有招架之功，二不具还手之力，只能“束手待毙”。所以，卫生部门建议我们，在夏季 48 小时之内和冬季一周内饮用完一桶纯净水是比较安全的，如果一旦超出这个期间，就会令水变质，那些将一桶水喝上几周甚至一次买几桶备用的行为都是不科学的。

饮用纯净水之争其实并不是单纯意义上的学术之争，而是关系到数亿人身体健康的头等大事，并非儿戏。

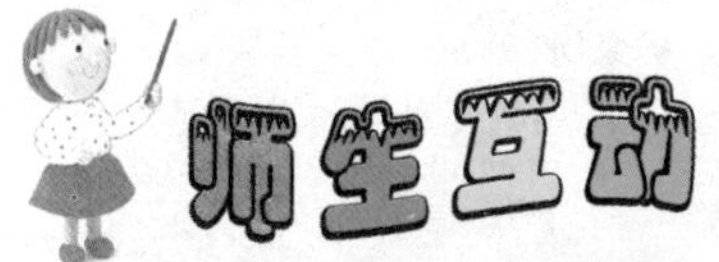

学生：纯净水背后原来有这么多事是我们不知道的呢！

老师：是啊，同学们在平时的饮水中尽量避免饮用纯净水，不过，也不能喝生水哟！

学生：老师，我们知道，水要烧开了喝，喝生水容易拉肚子呢！

老师：大家一定要注意用水卫生啊！

矿泉水能天天喝吗

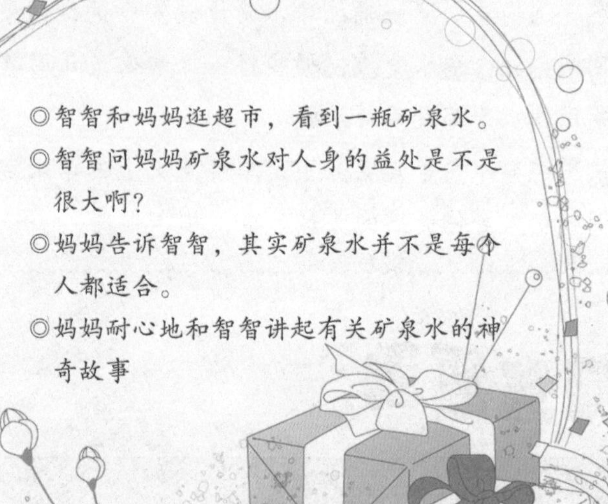

◎智智和妈妈逛超市，看到一瓶矿泉水。

◎智智问妈妈矿泉水对人身的益处是不是很大啊？

◎妈妈告诉智智，其实矿泉水并不是每个人都适合。

◎妈妈耐心地和智智讲起有关矿泉水的神奇故事

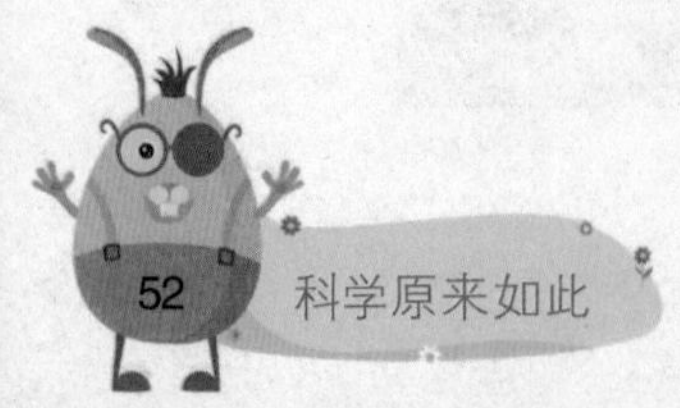

矿泉水到底
好在哪儿？
￥138.00
矿泉水不是人人
都能喝的。

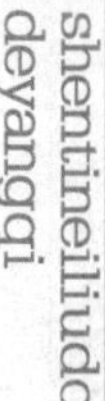

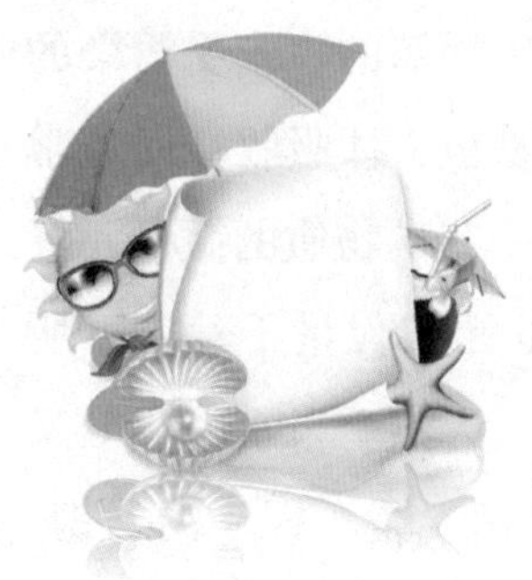

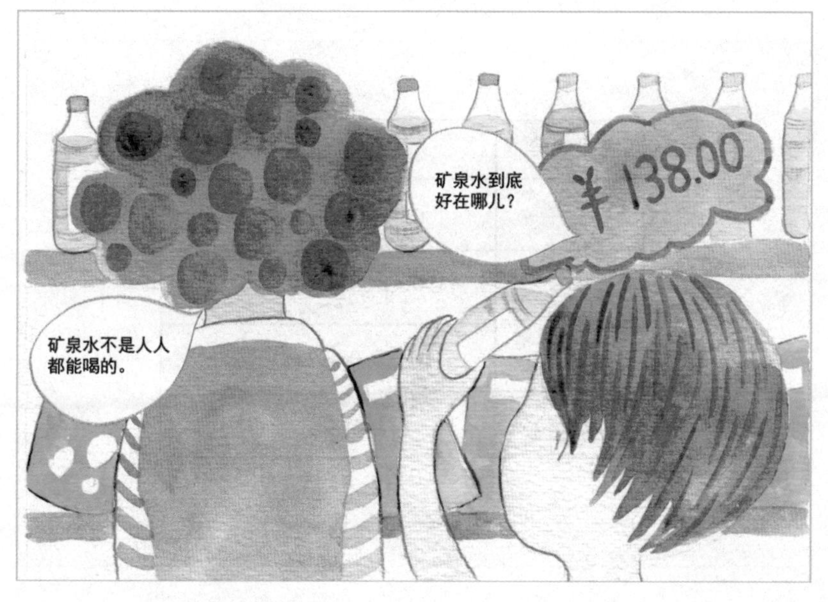

矿泉水到底好在哪儿？

目前市场上矿泉水的种类五花八门，更有许多高端品牌的矿泉水，身价之高，令人咋舌。以法国著名矿泉水“依云”为例，一瓶 350 毫升的“依云”竟然能卖到 5 瓶 600 毫升的百事可乐的价格，而一瓶 500 毫升的富士山天然水，居然能卖到 23 瓶康师矿泉水的价格。人们不禁要问，矿泉水真的那么好吗？

天然矿泉水是从地下深处自然涌出的或经人工揭露的、未受污染的地下矿水。它的矿物质微量元素含量稳定，很容易被人体吸收。而通常我们也听到的矿物质水是在纯净水的基础上加入一些矿物质的微量元素合成的水，这种人工添加的矿物质水，各种微量元素含量不稳定，所以，目前售价昂贵的水，多为天然矿泉水。那么，天然矿泉水的成分又包含哪些呢？矿泉水中含有大量的矿物质，像钙、镁、钾、钠、锶、硒、碘、锂、氟等各种成分之间的含量稳定，以偏硅酸、锂、锶为例，

主要成分	含量
钾离子	1.0 ~ 27.0mg/L
氯离子	1.0 ~ 24.0mg/L
镁离子	1.0 ~ 5.0mg/L
PH值（25℃）	7.3±0.5

这些元素具有与钙、镁一样的功能，它能帮助骨骼和牙齿的生长，可以防止骨骼钙化，防治骨质疏松；同时还能保护心脏，降低动脉硬化等心脑血管疾病的发生。而矿泉水中的其他物质，如钙、镁、锌、硒等，对增强人体免疫力，促进人体细胞的新陈代谢也有一定的作用。不过，专家也提醒，天然矿泉水虽然有这样的好处，但并不是所有人都适合饮用。

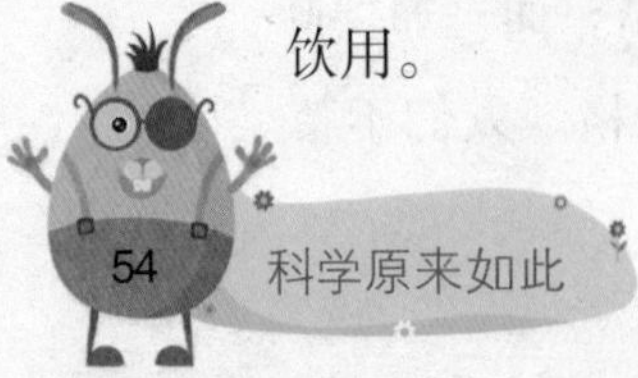

矿泉水不是每个人都能喝哦

许多人说，既然我们发现矿泉水有这么多有利于身体健康的好处，那么是不是我们所有的人都能长期喝呢？答案是否定的！

矿泉水宝宝不能喝：我们都知道，婴儿体内水的含高达 70% ~80%，水的重要性就不言而喻。许多人认为，宝宝正处在生长发育的关键时期，正急需补充各种微量元素，而天然矿泉水中含有大量人体必需的微

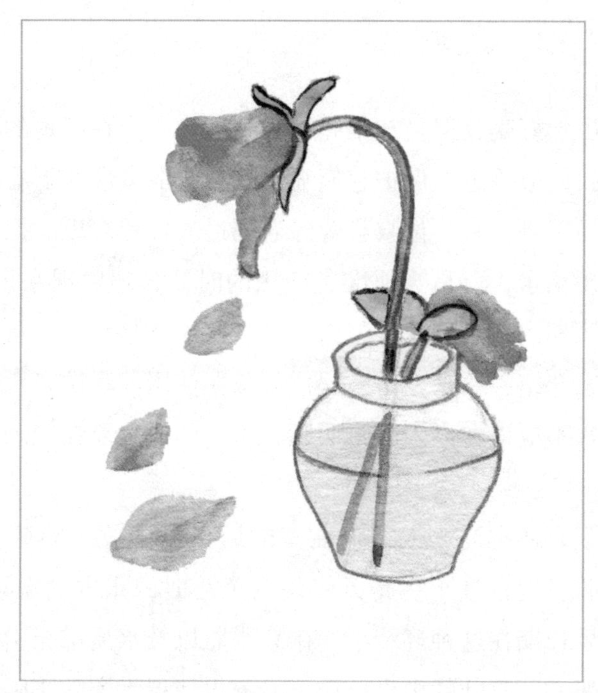

量元素和矿物质，如果每天在喝水中就可以补充宝宝日常所需营养，岂不是又方便又简单吗？然而，专家告诉我们，给宝宝饮用矿泉水是十分错误的。保加利亚医学会的专家就曾发出这样的警示，告诉我们由于矿泉水中矿物质的含量过高严重威胁婴儿的生长和发育。举个简单的例

子，如果将一支鲜花插入一杯浓盐水中，花儿不但无法汲取水分，而且还会干枯而死。这是因为鲜花体内水分的浓度不如外界，就会给吸收带来麻烦。婴儿的消化系统和肾脏发育并不完全，他们的滤过功能十分弱，如果一时间饮入大量的矿泉水，势必会造成渗透压增高，增加肾脏负担。儿科专家也告诉我们，对于婴幼儿来讲，每升的矿泉水中含有矿物质的含量不能超过100毫克，其中尤其要注意的是钠要低于20毫克，氟要低于1.5毫克，如果超过这些，就会对婴儿的肾脏造成威胁。所以，对于大多数的孩子来讲，矿泉水显得有些过“硬”了！

我们该如何保存矿泉水呢？

矿泉水虽然好喝，但是却很脆弱哦，因为它会在很短的时间内就变质，那么，我们应该怎么保护它们呢？嘿嘿，请慢慢往下看吧。

一、不易曝晒：有一位叔叔曾经遇到过一件稀罕事。据他讲，有一次买回一桶矿泉水，可是当他准备使用的时候，却发现水里长了绿苔，而水还在保质期内，这到底是怎么一回事？难道是水的质量有问题？后来，经过专家介绍，原来，由于这位叔叔在使用前将矿泉水在太阳下照晒了，矿泉水不应该在太阳底下照晒，水中的矿物质在照晒的作用下会长出绿苔。

夏天到了，还有许多人习惯在车的后备箱中放一箱矿泉水以备急用，而据实验发现，汽车在露天停发两个小时，车内的温度将高达60度以上，如果长期在这种环境中，矿泉水瓶以及水质都会引起变化，经常喝会出现恶心、呕吐的中毒反应。专家也建议大家随买随喝。

二、不易煮沸：矿泉水中含有大量的钙、镁等矿物质，它具有一定的硬度，在常温下处于离子状态，极易被人体吸收，也能起到很好的补钙功效。如果煮沸以后，会丢失了原有的钙、镁等物质，所以建议大家在饮用矿泉水时，一定要注意，应该不加热或冷饮，或者只是稍加温为

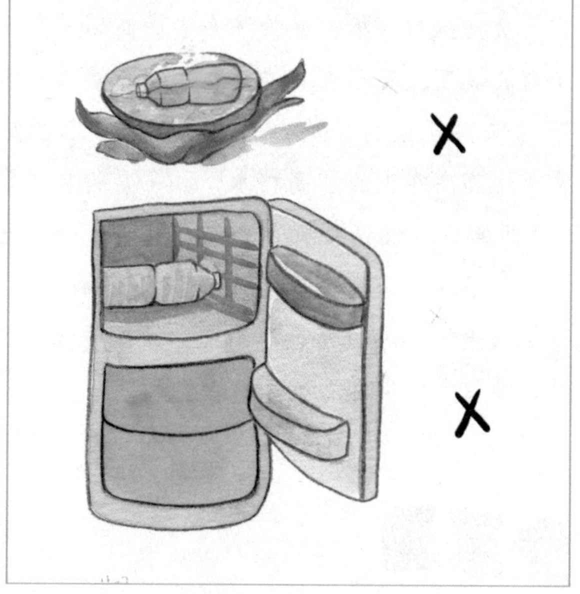

宜，不宜煮沸后饮用。

三、不宜冷冻：矿泉水的讲究还真不少，前边刚说过不能煮沸，不能暴晒，现在又有一条大家注意了，那就是不宜冷冻。这又是为什么呢？实验室的临床数据分析：矿泉水在冷冻以后，重碳酸盐和钙离子明显降低，会出现沉淀物，影响感观。所以，在我国国家矿泉水标准中已经明确规定，瓶装矿泉水在运输过程中应该防冻，避免沉淀影响感官。

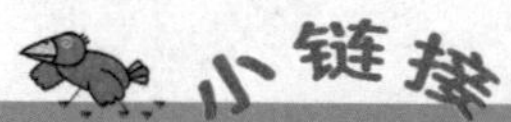

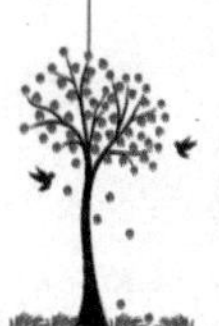

高端矿泉水与普通凉白开差异不大

这是一项前不久发生的新闻事件，国家质检总局对包括依云在内的高端矿泉水品牌抽检发现：依云“亚硝酸盐超标”，并且它在6年内5次抽检不合格，这给许多崇尚高端矿泉水品牌的人提了一个醒。其实，营养专家告诉我们，高端矿泉水的营养成分与普通的凉白开差别并不大，从专业的营养学角度上来讲，一个在天上高高在上的“高档水”和平常得再普通不过的“凉白开”之间的差异仅仅只有百分之几甚至千分之几，几乎可以忽略不计。看来，我们真的没有必要追逐高档的矿泉水，其实对于许多人来讲，凉白开也许更适宜人们的日常生活，就如白饭一样，简单寻常但却必不可少。

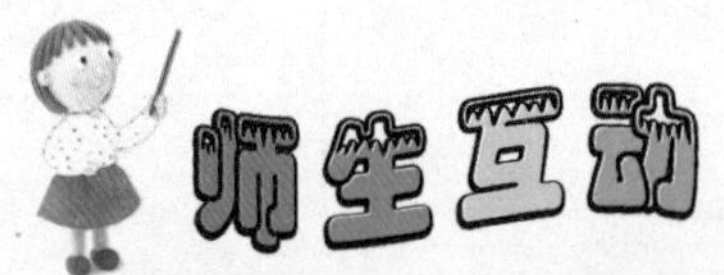

学生：老师，您知道矿泉水泡茶为什么会发红吗？

老师：这个问题其实并不难，这主要是由于茶叶中的蛋白质、单宁酸、果胶、茶多酚等成分与矿泉水中的钙、铁、镁等离子发生了化学反应，从无色的碳基转变为有色的碳基。举个简单的例子大家就会明白，就像用铁质的刀削苹果一样，果肉氧化发黑是一个道理。大家不要担心，除了颜色有点问题外，口味并不会发生改变，是一种十分正常的现象。

学生：这下我们明白了，太谢谢老师了！

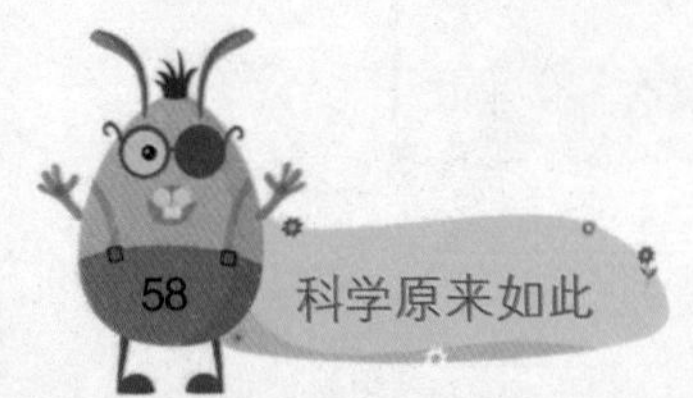

我们应该怎样喝水啊

◎这天上体育课，智智玩得满头大汗。

◎体育课下课之后，智智就冲到教室里拿着一瓶矿泉水咕噜咕噜喝了起来。

◎在一旁的老师看到智智这样大口大饮，就劝告他，喝水要注意方法。

◎智智茫然，不知道喝水这样的小事情也有什么地方需要注意的。

老师，怎么喝水
才算健康啊？
你别喝那么大口，要
注意健康喝水。

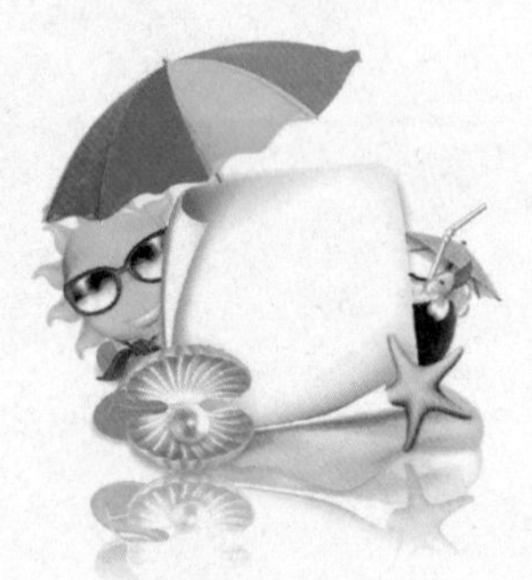

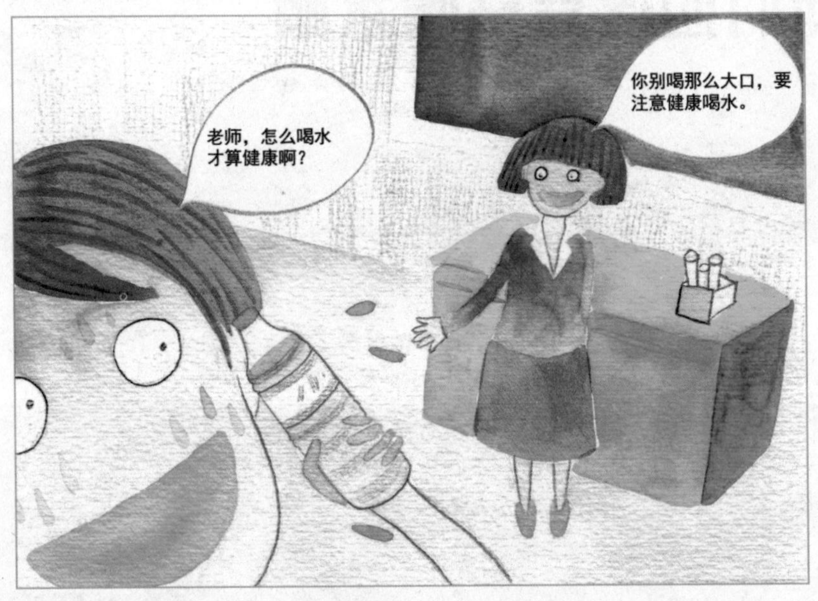

喝什么样的水才能让我们的身体健康呢？

前面我们就说过，水是生命的保障，没有水，生命就不会存在。其实，水不仅能维持我们的生命，对我们的健康也具有非常巨大的影响。怎么喝水，喝什么样的水都是有讲究的。水的种类很多，各种水对我们人体的健康也不一样。那么，在我们生活中，都有一些什么样的水呢？

这些水，对我们健康都有一些什么样的影响呢？请往下看。

矿泉水：这种水是我们在生活中随时随处都能看到的，超市里、路边的小卖部随处都能买到，基本上，已经成了很多人饮用得最多的水。虽然矿泉水的种类很多，但是并不是所有的矿泉水都能喝的，有些矿泉水并不是健康的。因此，在平时选用矿泉水的时候，一定要注意。

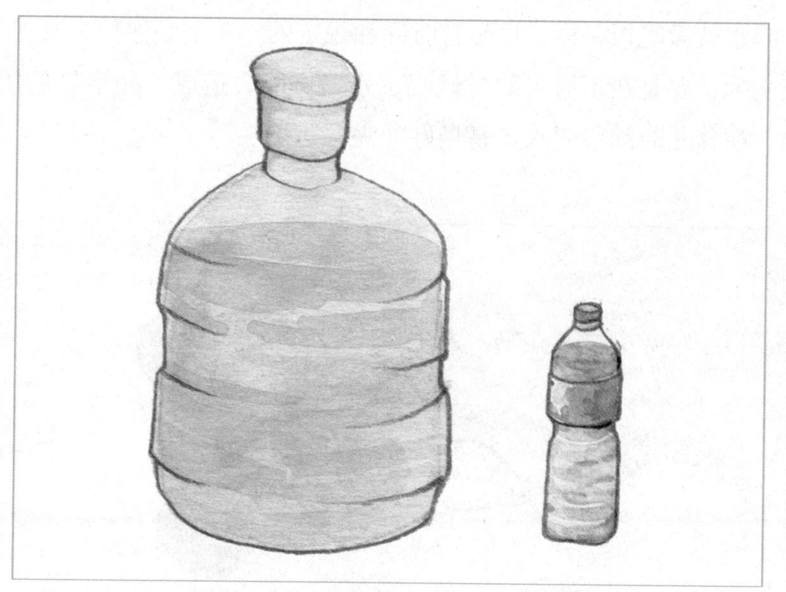

自来水：自来水是一种非常安全的天然水，其中带有很多有益的矿物质，这些矿物质非常适合人体生理。自来水只有烧开了才能饮用，烧开了才能杀死水中的细菌。但是不能煮太久，因为煮太久了不仅会损害水中的有益矿物质，还会产生某一些有害的物质。

纯净水：纯净水的种类包括太空水、超纯水等。纯净水最大的好处就是没有病毒和细菌，特别干净特别卫生。但是也不能多喝，因为饮用太多纯净水的话，纯净水会带走我们身体内很多的微量元素，这样就会降低我们人体的免疫力，免疫力一降低，我们就会很容易患病。

桶装水：桶装水是如今很多家庭选用得最多的一种水，在买桶装水的时候要注意，桶装水是否有饮用水检测报告，还要注意它是否是有合格证和是否有过期。桶装水的饮水机要经常擦拭，桶装水只要一开封就应当在一个星期内喝完。

什么时候喝水才最好呢？

喝水就像吃饭一样，也是有时间和规定的，并不是你什么时候想喝就能喝的，要是在不恰当的时候喝了水，可能会造成一些不好的影响。那么，在什么时间段喝水才是最好的呢？

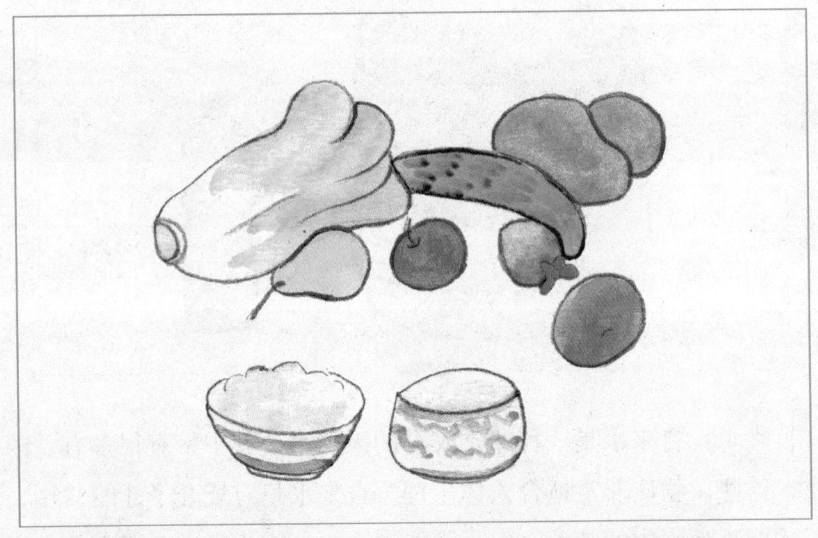

吃饭之前可以试着喝一些水，不要担心水会冲淡胃液影响消化，想反，水还能调动我们的食欲，润滑我们的食道，可以让我们更加有食欲，吃得更多更好。

在运动的时候，对我们的身体补水也要注意几点。不要到自己感到渴了的时候才喝水，因为当你感觉到自己口渴的时候，你体内所丢失的水分已经占到了身体总体重的百分之二。在运动之前和运动之后以及运动之中，也要注意补水，因为运动的时候会消耗很多能量，让我们的体重有所下降，当体重每下降一千克的时候，就要适当地补水一升。

早上起来的时候是喝水的最佳时期，因为那时候肚子是空的，这时候喝水能起到最好的效果，水能起到润肠通便以及降低血粘度的作用，让我们整个人看上去特别健康。不过，并不是什么人都适合清晨喝水的，有些身材消瘦，看起来特别白体制比较弱的人，早上起来最好不要喝水。

在生活中，还有一些我们的眼睛看不见的水，这些水就隐藏在我们的食物里面，比如蔬菜、水果、米饭、粥之内的食物，这些食物里面都含有很多水分，为我们的身体补水提供了很好的帮助。除了直接饮用水之外，在平时的生活中，也可以利用一天三顿来进行补水，可以多食用一些这类食物。

我们应该怎样喝水?

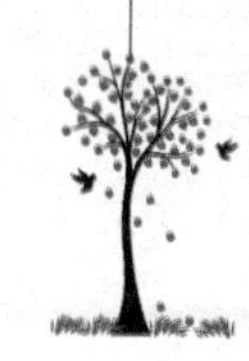

我们很多人都知道，一个人一天喝八杯水才能完全补充我们身体的水分，但是这个说法真的适合所有人吗？其实不是的，研究表明，有些人一天喝九杯到十一杯水才能补充身体足够的水分。每个人的对水的需求量都不是一样的，这和每个人所处环境的温度以及自身的健康状况都有很大的关系，没有一个特定的标准。

我们每天通过撒尿、流汗、皮肤蒸发等行为所散发出去的水分大概有两千毫升左右，因此，我们每天需要补充的水分最少也应该是两千毫升左右。但是这两千毫升的水不一定非得通过直接饮水来补充，可以通过食用蔬菜水果之内的含水食物来补充。但是一定要注意，不能过多地补水，要是补充的水量超过三千毫升的话，人就会产生不良反应，出现水中毒症状。

我们在平时的生活中，饮水的时候，往往会有很多的误区，比如，很多人都觉得水喝得越多就越好、口渴了才喝水、少喝的话就会减少去

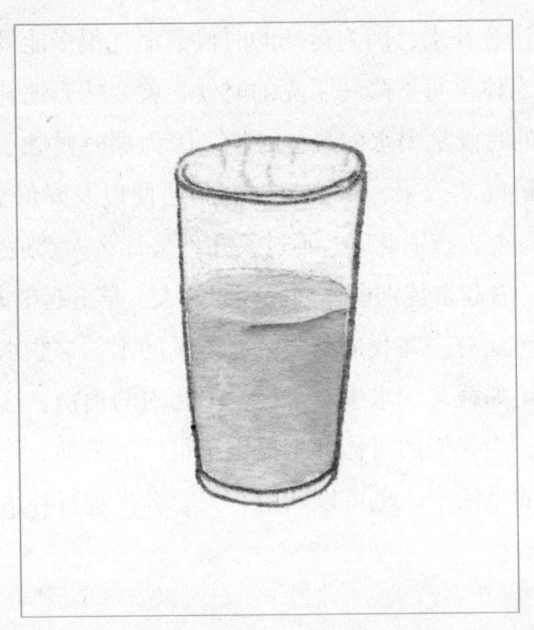

厕所的次数等等，其实这些想法和行为都是不对的。

在喝水的时候应当一口气就喝完一杯水，这样才能让身体充分吸收，而不是喝一口又停一下。在选用饮水方面也要注意，要多喝一些好水，不要长期饮用纯净水和蒸馏水等等，最好选择烧开的自来水。不要喝过多的冷水，应当多喝一些加热过的水，冷水对胃的影响非常不好，只有热水才能被我们的身体充分吸收。

小链接

并不是什么时候都适合喝水

水虽然好，但并不是什么时候都能喝的，喝的量也因为各种情况而不一样。心脏有问题的人不能过多地饮用水，因为水

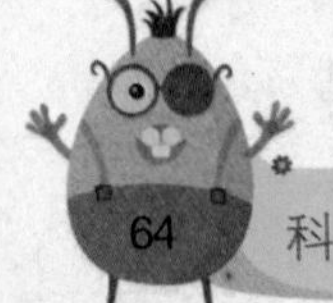

会使血液变稀，让血量增加，从而加重心脏的负担。因此，这方面有问题的患者一定要注意饮水，最好在医生的指导下进行喝水，看看自己到底适合喝多少水。

但是，另外一些发烧、便秘等疾病患者又应当多喝水，增加自己的饮水量。

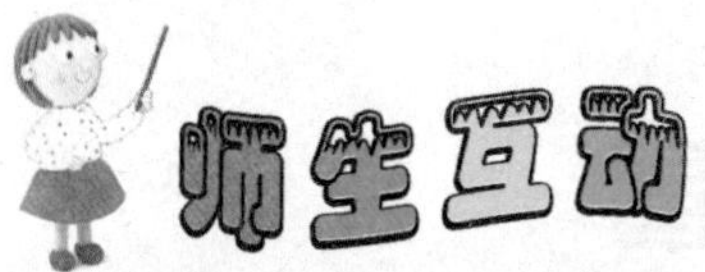

学生：夏天那么炎热，我们会经常喝水，在夏天的时候喝水有什么需要注意的地方吗？

老师：夏天的时候，天气非常炎热，随时都有想喝水的想法。夏天喝水，要注意，水不要太冷，也不要太热，因为过热过冷都会刺激到我们的胃黏膜，对我们的身体是有影响的。另外，由于夏天的温度很高，很多人都喜欢喝冷饮，应该有所节制，喝太多冷的东西会损坏我们的消化系统，为了健康，不要喝温度为五度以下的饮料。最好选择喝十度左右的开水，既有营养又止渴，是很不错的选择。

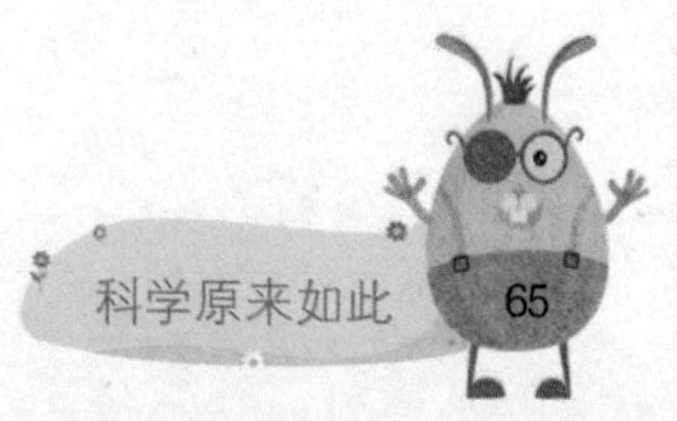

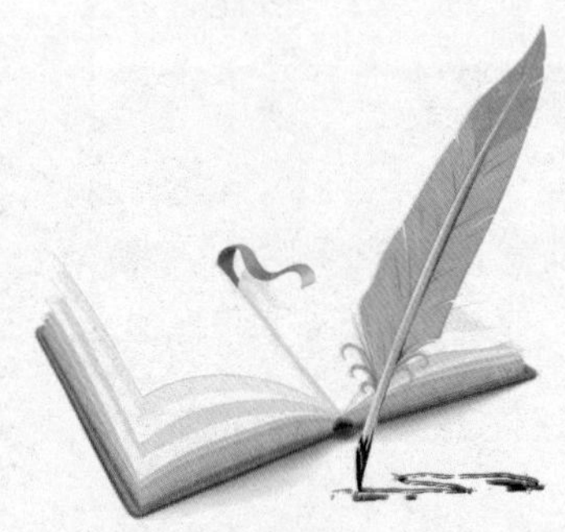

感冒之后多喝水感冒就会好了吗

◎智智感冒了，上课的时候很不舒服，一直趴在桌子上。

◎明明来叫智智出去玩，但是智智一点也不想动。

◎明明觉得智智感冒了。

◎智智一脸狐疑。

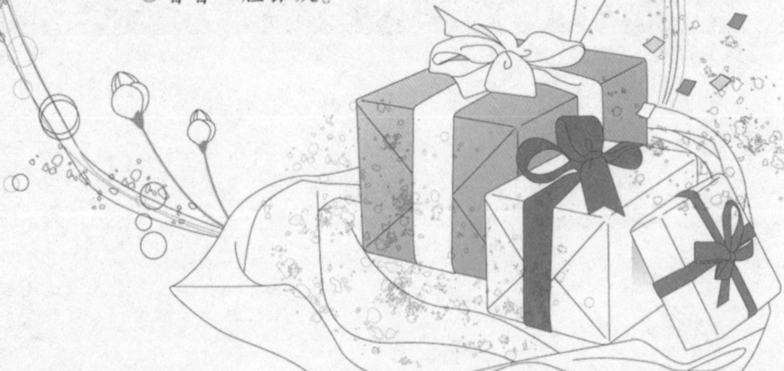

感冒了多喝水
真的会好得快
一些吗？
你是不是感冒了
啊？那你要多喝
水，多喝水会好
得快一些。

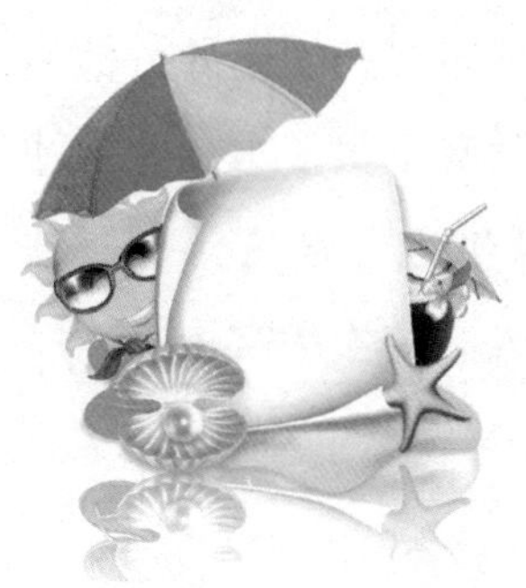

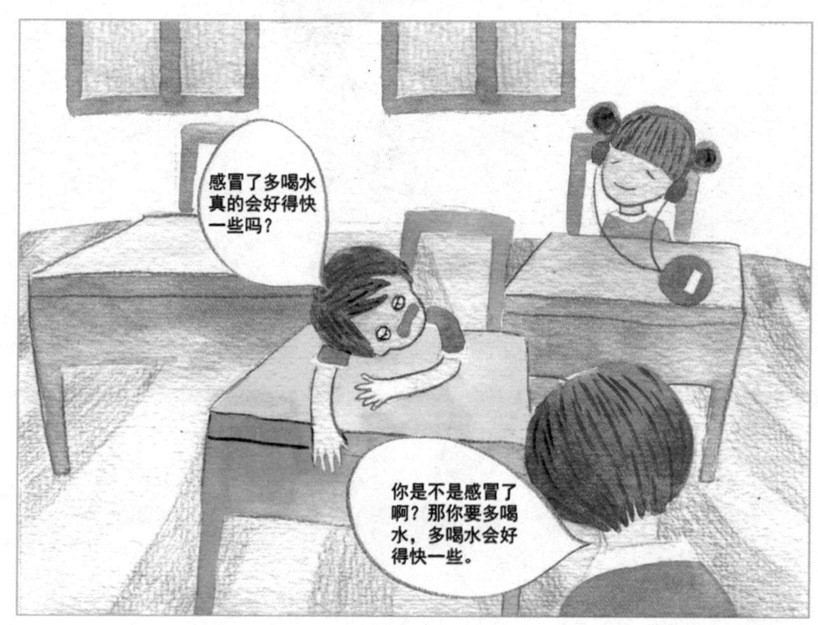

一个深入人心的说法：感冒了要多喝水

如果你足够留心生活的话，就会发现，只要到了春季或者冬季，身边感冒的人就特别多，这些感冒患者主要受到了细菌的影响。感冒是一件很严重的疾病，只要感冒了就会出现头痛、鼻塞、打喷嚏、发烧、咳嗽等症状，这些症状很恼火，不仅会影响我们工作和学习，还会影响我们生活和睡觉，有很多感冒患者在半晚的时候总是会被感冒症状折磨醒。

感冒之后，有很多患者除了会去医院看医生或者买药吃之外，他们还会做另外一件事情，就是喝很多水，他们觉得，喝了很多水，感冒才会好得快一些。这个常识不仅是患者自己，连医生也经常这样提醒他们。几乎，感冒之后多喝水已经成为了一个深入人心的生活常识。

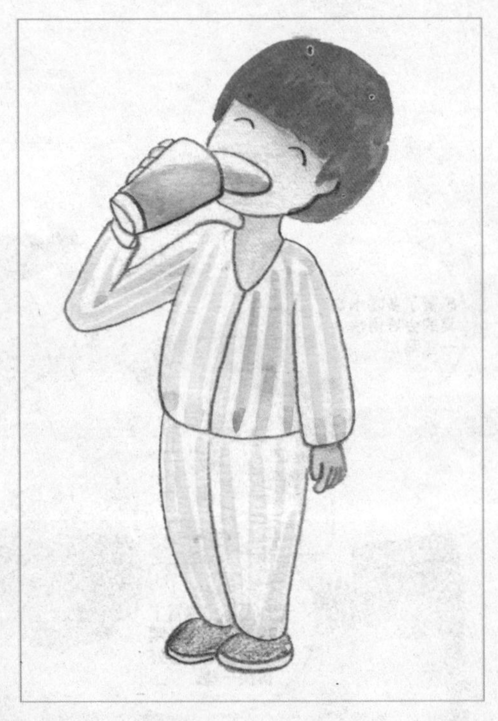

但是，你可能不知道，这样一个被传得满大街都知道的常识并没有足够的研究证明它是对的，甚至还有研究说，感冒是呼吸道疾病，让呼吸道疾病患者喝太多的水的话对身体不仅无益，可能还会有害呢！他们说，当一个人患上感冒等呼吸道疾病之后，他的身体里面就会释放出大量的保水性荷尔蒙，这个时候，要是喝了太多水的话，很可能会造成水分过剩，从而让患者体内的电解质不平衡，以至于出现低钠血症等症状。

不过，不管怎么说，感冒之后要多喝水这个常识已经在人们的心中根深蒂固了。

感冒之后每个人都能喝水吗？

感冒之后，多喝水其实是有帮助的。前面说过，感冒最主要的原因是因为身体受到了细菌的侵袭，喝很多的水的话我们的尿量就会增加，尿一多，我们体内的细菌和毒素就会随着尿液一起被排出来，或多或少

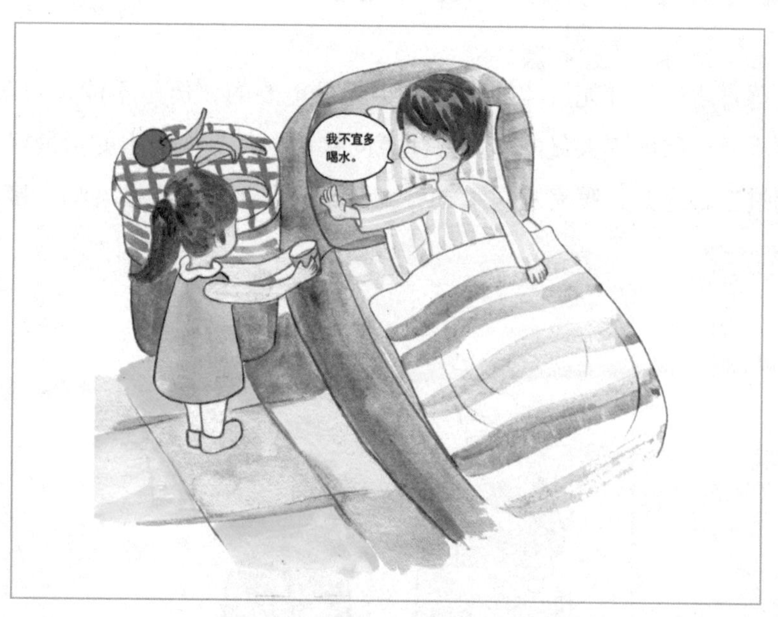

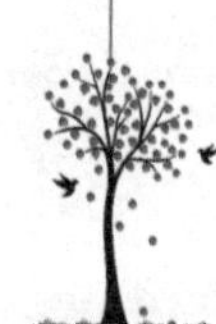

的对感冒的痊愈都起到了一定的作用和影响。尤其是当感冒的症状延伸到尿路的时候，多喝水最有益，过多的尿液排放可以带走膀胱里面的细菌和病毒，让膀胱得到冲洗。

但是并不是所有的感冒患者多喝水都有益处，比如某些支气管炎和细菌性肺炎非常严重的感冒患者，多喝水并不好。多喝水会让人体的利

尿荷尔蒙分泌过剩，增加排尿的频率。而且抗利尿荷尔蒙分泌在增加的时候会给我们的身体带来额外的液体，这些液体会让支气管炎和细菌性肺炎非常严重的感冒患者出现低血钠症和液体负载过多等症状，因此，患有这类症状的感冒患者不宜多喝水，在喝水的时候一定要注意，不然病情会加重的哦！

但是，对于一些普通的感冒症状，比如发烧、头疼、咳嗽等，喝太多水其实是有帮助的。

感冒之后哪种喝水方式最有益呢？

感冒之后，补充身体的水分其实是很重要的，但是不能盲目喝水，千万不要一次就喝大量的水，要注意间接性，每一次喝水的量最好都不要超过三百毫升，喝完一次水之后就要停一会儿，不要接着喝。接着喝

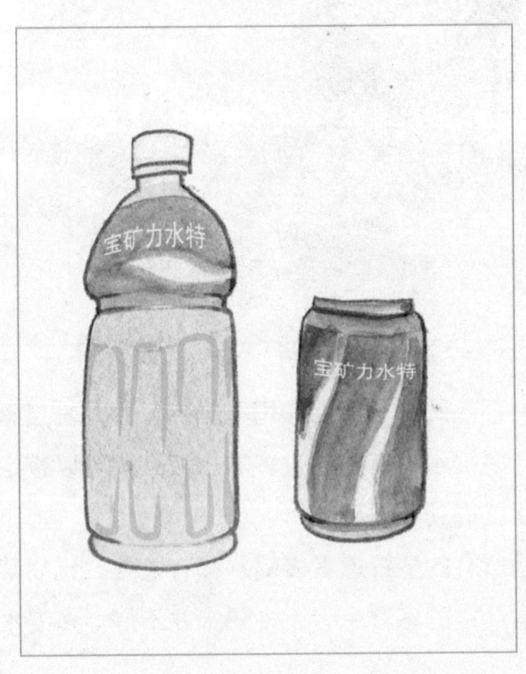

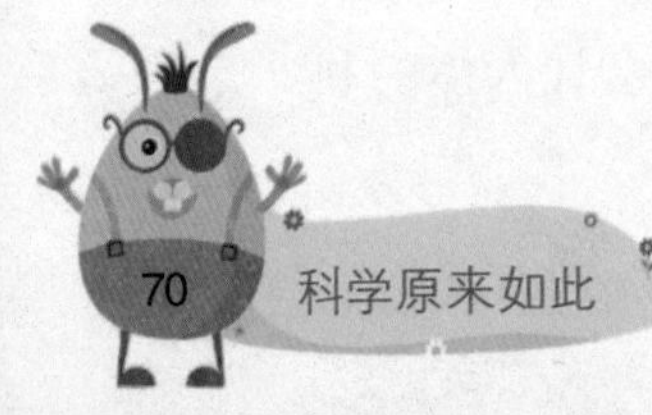

水对我们的肾不好，会增加肾的负担。但是一天的总喝水量最好也不要超过两千毫升，因为这样不仅满足了普通感冒患者对饮水需求量的要求，也不会因为饮水过多对我们的下呼吸道产生某些影响。

同时，感冒患者在补充水分的同时，也要补充足够的电解质，只有这样，感冒症状才会好得快一些。这里告诉大家一个制作电解质水的配方，这个配方很简单，在家里就能进行操作，按照1.5克氯化钾、1000毫升温水、2.5克小苏打、3.5克盐的比例制作成的电解质水对感冒症状的痊愈具有一定的帮助。

但是如果你想偷懒或者觉得这样制作电解质水很麻烦的话，可以去超市里面买一些能直接饮用的电解质饮料也是可以的，这类饮料的效果其实也是很不错的。比如便利店和超市里卖的宝矿力水特，这就是电解质饮料的一种。宝矿力水特的成分经过专业的分配与比对，与我们人体的体液有很多相似的地方，因此，有很多医学专家和从业者将宝矿力水特称为“可以喝的点滴”。宝矿力水特在身体里面的贮藏时间是纯水的2.3倍，因此，感冒之后不妨试着喝一些宝矿力水特，这远比一般的纯水要好多了。

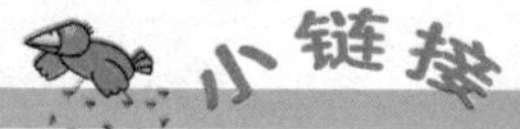

寒冷季节预防感冒最重要

冬天到了的时候，天气会变得特别干燥，这可不是什么好兆头，因为天气一干燥，细菌和病毒就会变得活跃起来，因为这正是适合它们生存和繁殖的条件。因此，在干燥的冬季预防感冒是非常重要的。

感冒病毒主要通过空气中的唾液和口鼻等方式进入我们的体内，要是我们的口腔和鼻腔的黏膜一直都能保持湿润的条件的话，这对阻止感冒病毒进入我们的身体是很重要的。为此，我们可以在冬天的时候多喝一些电解质的水或者饮料，让我们的身体始终处于水分和电解质都非常充足的状态，这对预防感冒是有很大的帮助的。

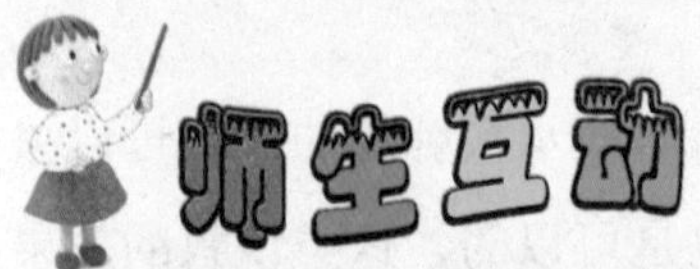

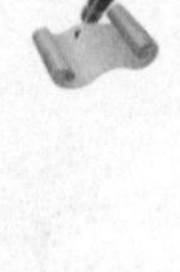

学生：老师，感冒之后除了饮用电解质水之外，还有一些其他什么需要注意的吗？

老师：除了在饮水上需要注意之外，也要多注意休息，没事不要到处去奔跑，保存下体内，这对预防病毒的侵袭是很重要的，因为强健的体魄才能对抗感冒病毒。另外，多洗热水澡，多出去散步，多食用一些清淡的食物等等措施都能增加感冒痊愈的进度。

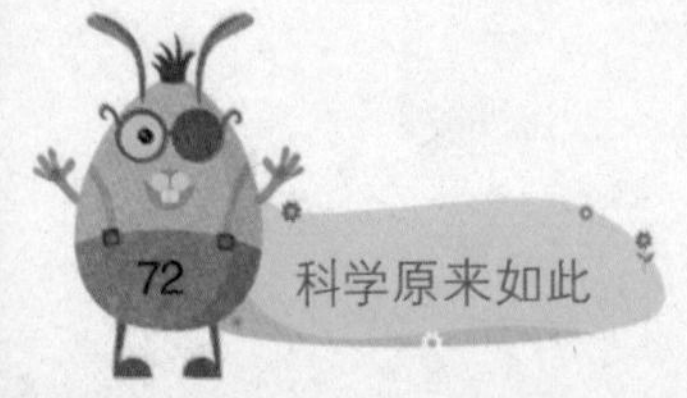

让我告诉你如何在野外找到我

◎春天到了，老师准备带着同学们去野外进行一次春游。

◎一听说要出去春游，智智和同学们都高兴得跳了起来。

◎同学们在野外玩得很开心，智智也一样，但是到了中午的时候，他发现自己带的水早就被喝光了。

◎老师见智智没有水喝了，就走了过来。

啊，怎么办，怎么
一口水都没有了，
我都要渴死了。
智智，其实在野外
也能找到能饮用的
水，不过要注意方
法。。。。。。

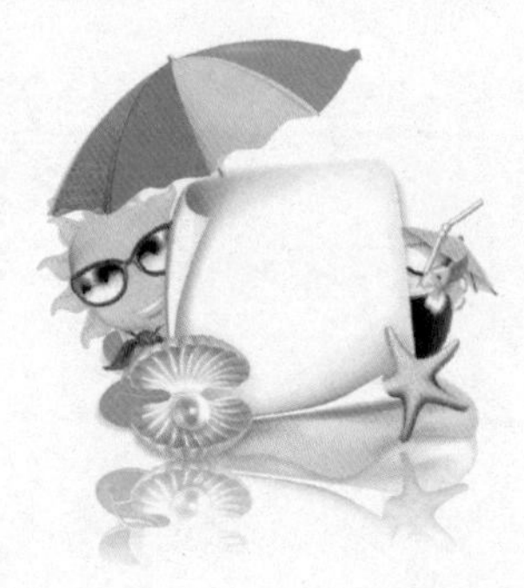

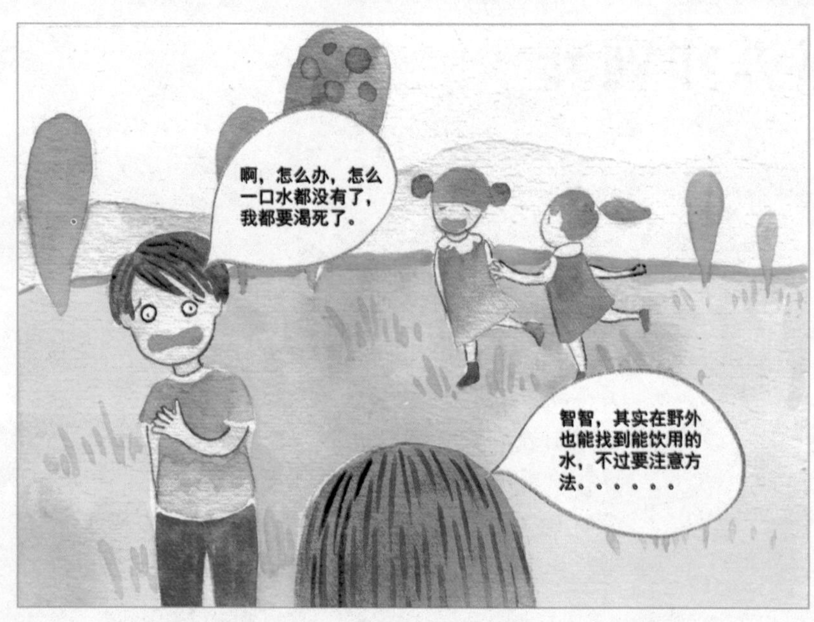

怎么才能找到能喝的水啊？

没有水喝的话，我们就会感到特别难受。在平常的生活中解决口渴倒没有什么问题，随处都能喝到水，但是在野外参加活动的话，找到能饮用的水可就不是一件简单的事情了。野外虽然也能看到很多小溪小河，但是这些水不一定就能饮用，要通过很多方法去识别和鉴定。那么，究竟什么样的水才能喝呢？嘿嘿，不要着急，慢慢往下看。

当我们找到一处水源的时候，首先就要看它的颜色，因为只有这样才能判定它是否能饮用。在看水的颜色之前可以先观察一下水源周围的环境，如果水源离矿山比较近或者水源旁边的石头是黄色或者茶黄色的

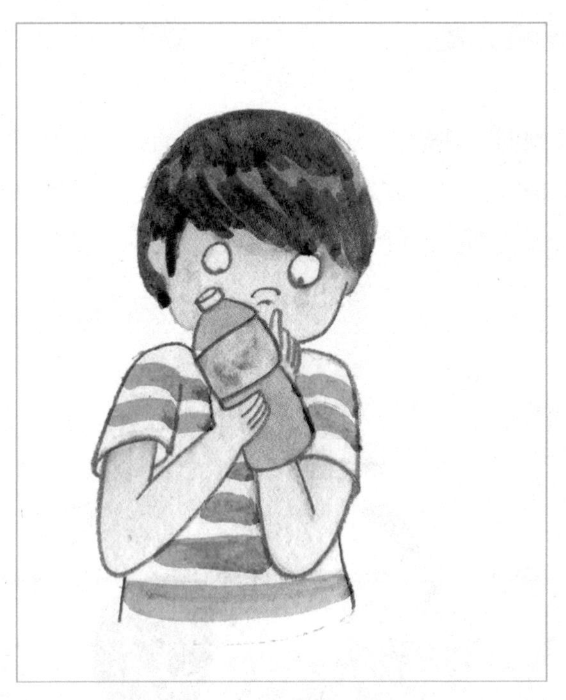

话，那这水是绝对不能饮用的，因为它已经被严重污染了。如果你在水里面看不到任何的生命迹象，或者在水面漂浮着很多小生物的尸体的话，那这水也是绝对不能喝的，因为连生命都无法承载的水怎么能饮用呢？只有越清的水才能证明水质越好，这样的水才能饮用。相反，看起来发黄的水，是绝对不能饮用的，这些水里面含有大量的腐败物质，会损坏我们的身体。

还可以通过闻气味来判定你找到的水是否能饮用。方法很简单，用一个空瓶子装半瓶水，把瓶盖拧紧，然后再用力震荡它，随后再打开闻

它的气味。要是水是干净的能饮用的话，就没有怪味道，要是水的味道怪怪的话，那就证明不能喝了。如果你一时间找不到空瓶子的话，可以选一张白纸，把水滴在白纸上，纸干了之后要是纸上面有痕迹的话就说明水不纯，不能喝，相反，则可以饮用。

找到的水要净化哦

在野外找到的水一般都是无法直接饮用的，不管是河水还是露水还是地下水，都带有一定的有害物质，需要净化之后才能饮用。那么，究竟怎样净化这些找到的水呢？下面告诉大家一种简单的净化水的方法。

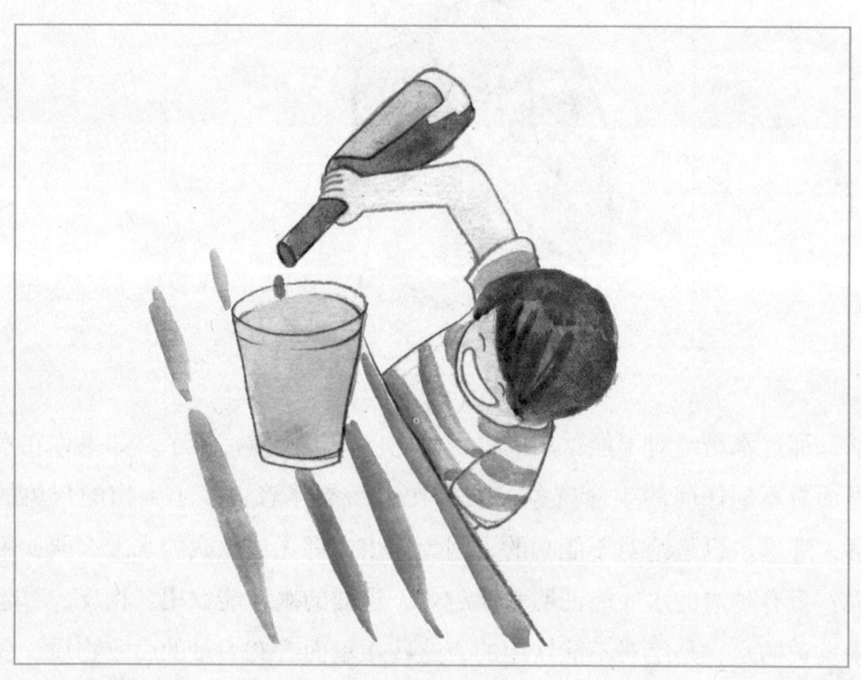

当找到适合的水源之后，可以将自己随身携带的净水药片放到装水的容器里面，然后再进行摇晃，放置几分钟之后就可以直接喝了。不过

在使用净水药片的时候一定要注意量，一片净水药片可以对一升水进行消毒，在放药片的时候，不能少放，但也不能多放。如果你要是没有带净水药片的话，碘酒也是一个很好的选择，可以把碘酒滴在水中进行净化。一般滴三滴就可以了，但是水比较浑浊的话滴的数量就要加倍了。将碘酒低在水里面之后，放置半个小时左右，水就可以饮用了。

除了以上两种净水法之外，利用漂白剂也能进行净化，方法和放置时间和碘酒一样。不过用漂白剂净化的水都有一股怪味，不好喝，而且在杯底还有积淀物，在饮用的时候要注意一下，不要把积淀物也一起喝下去了。

如果正巧，以上所说的这几种净化物品你都没有的话，不要着急，野炊不是要做饭吗？做饭就一定会带醋，醋也是一种很好的净化水的物质哦，将醋滴几滴在水里面，放置半个小时左右就可以直接饮用了。不过，通过醋净化的水都有一股酸酸的味道，在喝的时候，你的嘴巴可能就要受苦了，如果你不喜欢酸的东西的话。

从植物里面也能找到水哦

在野外，除了能通过看颜色和闻气味这两种方法来寻找能喝的水之外，还能通过某些植物找到水。在野外，植物是很多的，通过植物取水是一种比较简单和直接的方法，可以学学哦！

集水类植物。这种植物的叶子是中空状的，只要一下雨，它们的叶子就会贮存很多水，这些水一般都是无害的，可以饮用。还有一些竹子类的植物，这些植物的竹节里面也经常贮存着很多水，只要你摇晃它们，就能听到水咕嘟咕嘟的声音。然后用刀在竹节上扎一个小口，水就能流出来了。

根部取水植物。在野外，有很多根部不深只是接近泥土表层的植物，这些植物都能很容易被挖出来。当我们把这类植物挖出来之后，可以把它们用刀砍成一节一节的，然后再把带有泥土的皮去掉，吸它们根部的汁液就可以了。

棕榈类。这类植物主要以椰子树和夏柏榈为主，这些植物的汁液都带有糖分，非常甜，可以饮用。在取用这类植物的汁液的时候，可以弯曲它们的茎直到顶端最后砍断，这样的话，汁液在流出来之后，可以在

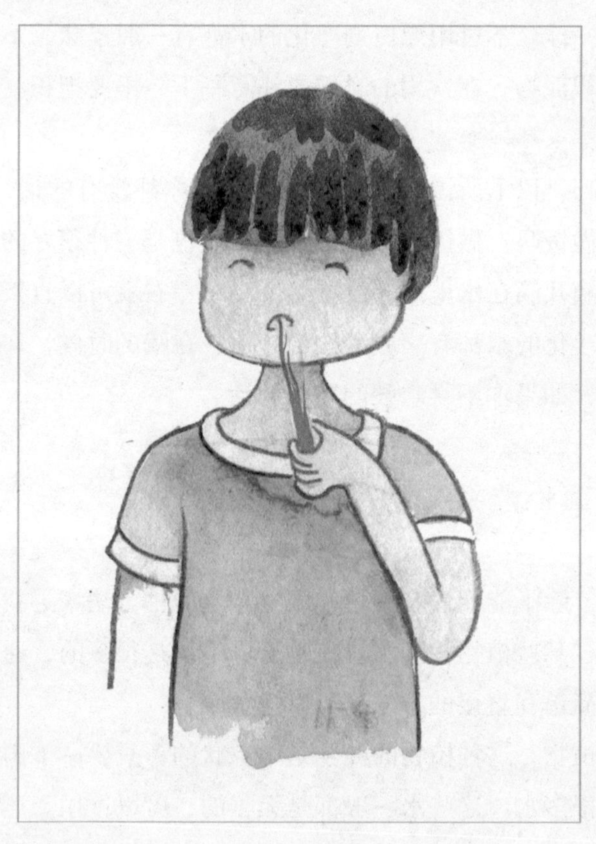

很短的时间内恢复，可以再次饮用。椰子汁虽然含有的水分很多，但是不能多饮用，尤其是一些成熟了的椰子树，它们的汁液都有能导致腹泻的作用，要是腹泻了的话，身体内流失的水分将会变得更多。

小链接

野外找到的水源一定要合理安排

野外的水源很紧张，在水源不足的情况下，一定要合理安排水的饮用，千万不要为了图一时之畅快将有限的水都喝完。除了喝水要节省之外，也要注意科学性，不要口渴了就一下子喝好大一口，要慢慢地喝，只有这样，我们的身体才能有效地吸收水分，并且还能止住口渴。

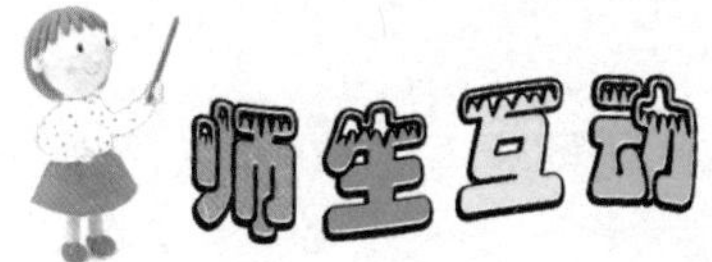

学生：老师，在野外活动还需要注意一些什么呢？

老师：在野外参加活动，安全是最主要的。在活动的时候，不要独自一人去一些有安全隐患的地方，要三五个人一起出去，这样出现了问题还能相互照应。另外，在活动期间也要特别小心，不要被一些不知名的虫蛇给叮咬到，在野外，医用条件有限，如果出现了严重的安全情况，是很棘手的，因此，一定要注意。

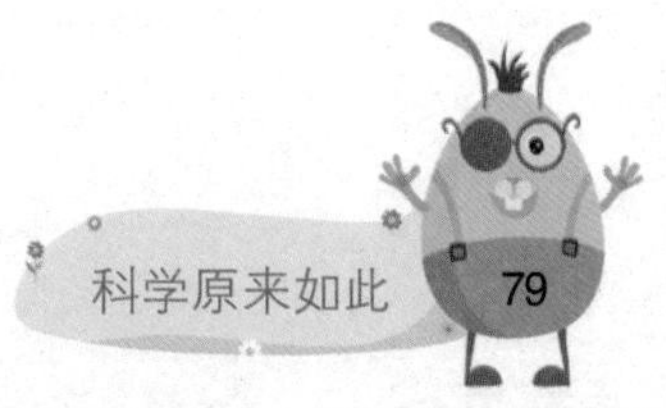

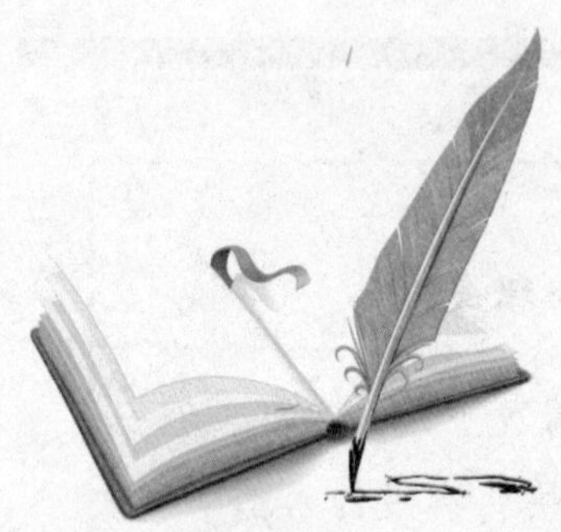

苏打水：好喝但不能多喝

◎智智放学之后一跑进家门就往厨房里面冲。

◎妈妈看到智智慌慌张张的样子，不禁笑了。

◎没想到，智智却摇了摇头，表示不喝。

◎妈妈不懂，想不到苏打水也有坏处。

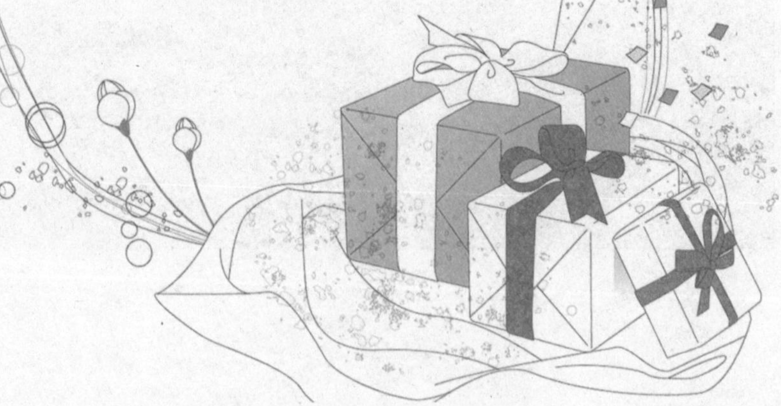

渴了吧，冰箱里有我今天上午买的苏打水。
我们老师今天说了，苏打水虽然好喝，但不能多喝，因为它对身体也是有坏处的。
那你说说苏打水对身体都有些什么样的坏处。
盐

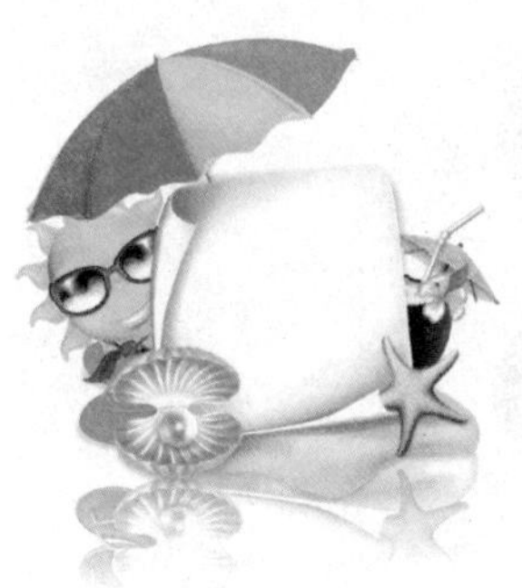

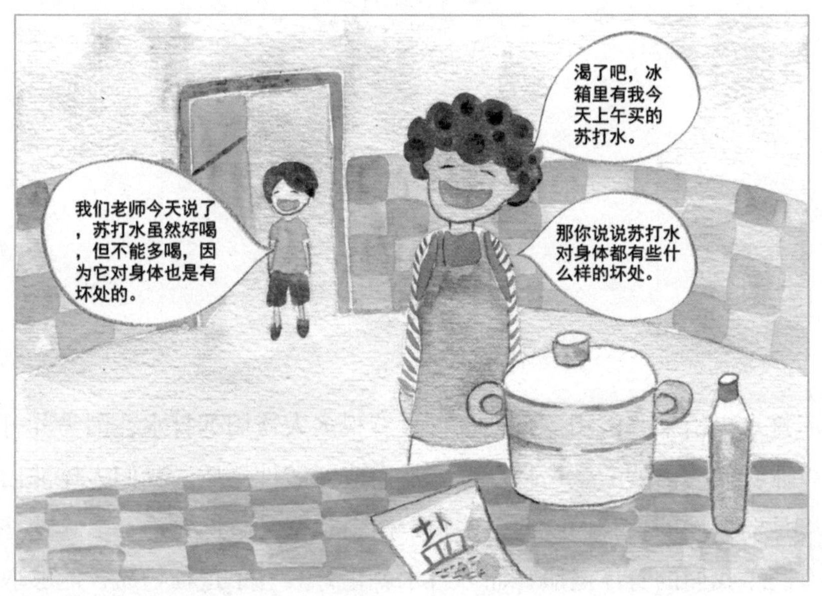

苏打水是一种什么样的水啊？

苏打水是一种添加了甜味剂和香料的弱碱性饮料。如今，我们在超市里和便利店看到的苏打水都是商人将饮用水进行纯化后，在水中压入二氧化碳和添加甜味剂以及香料而生产出来的。

苏打水对我们的生活和身体都有很多的帮助。在医院里，医生经常

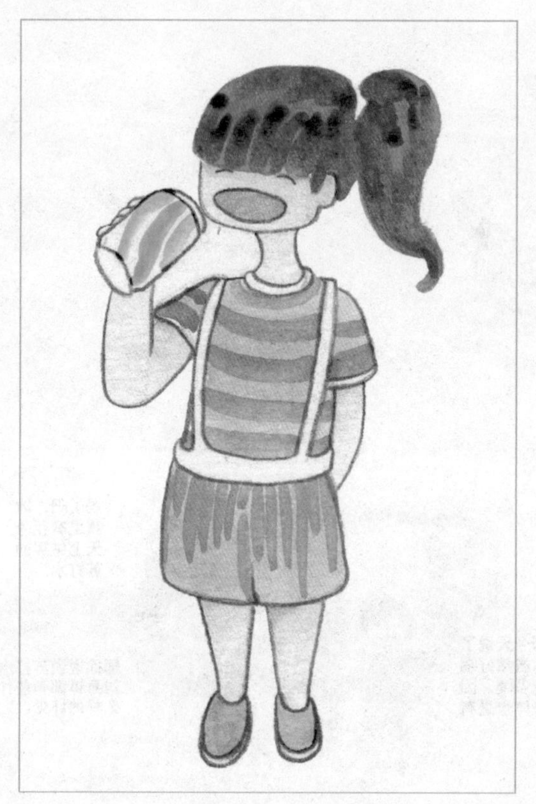

用苏打水来给某些医用器具消毒，也有很多人饮用苏打水，因为苏打水可以让我们体内的酸碱保持平衡，从而改变酸性体质。我们人体的内体环境是弱酸性的，我们吃的一些鱼、肉、鸡都是酸性食物，多吃这些食物有利于我们的身体健康，而苏打水就正好具有了这种物质，能够取代我们食用的这些食物。

苏打水同时还具有养胃和治愈消化不良的功能，因为苏打水能中和我们体内的胃酸。但是如果你体内分泌的胃酸量比较少的话，就要少喝苏打水了，以免造成对胃的伤害。

另外，苏打水还具有护肤的作用。要是用苏打水洗脸的话，我们的皮肤就能得到软化，那些死皮就会掉得快一些，从而让我们的皮肤变得更加光滑和清爽。

苏打水的另一面

苏打水虽然对我们人类的身体具有一定帮助和保健作用，但它们也有坏的一面，就像我们某些小朋友一样，有时候听话，有时候又不听话。苏打水也一样，也具有两面性。

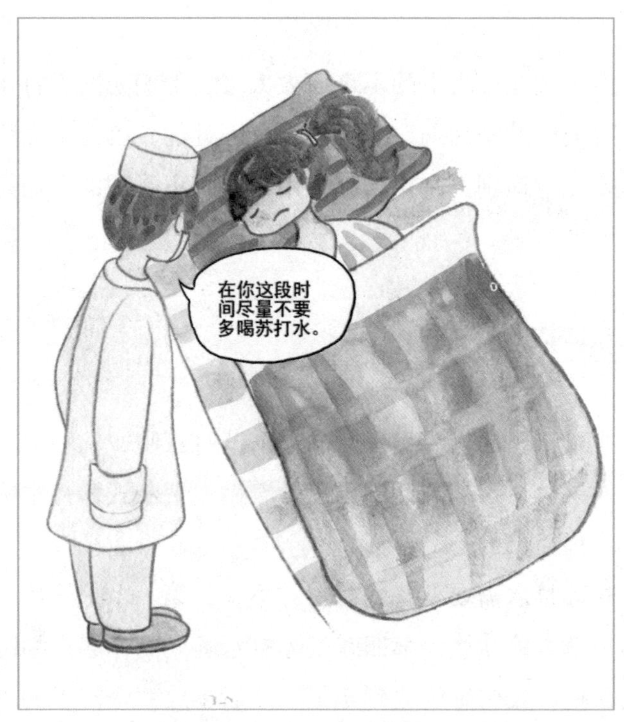

苏打水虽然能中和胃脏和提供酸性，但是如果你想靠喝苏打水来改变我们身体的环境或者养身体的话，那你就大错特错了。

就像其他很多好东西一样，有优点也有缺点，苏打水也一样，不能不加节制地饮用，曾经就有很多因为大量饮用苏打水而造成贫血的患者去医院就诊。要是长期饮用苏打水的话，就会让某些体制不强的人患上胃溃疡，还会造成维生素的缺乏，从而影响铁的吸收，导致贫血。

如今，喝苏打水喝得最多的就是一些小朋友和一些年轻人，这似乎已经成为了一种时尚。不可否认苏打水有中和胃酸和缓解消化的作用，但是要想用苏打水来治病，简直就是妄想。尤其是一些患上胃炎的患者，最好少喝饮用苏打水，苏打水会加重其体内胃酸的缺乏。但是胃酸分泌过多的时候，少量喝一些苏打水是可以的。如果过多的饮用苏打水的话，会造成我们的体内的酸碱平衡，从而导致碱中毒，严重一些的甚至会导致死亡。

另外，由于现在社会上的不良商人太多，他们卖的苏打水没有名气不说，还带有大量的添加剂，对身体是有害处的。因此，在购买苏打水的时候一定要注意识别，真正的苏打水的味道不是甜的，而是和加气的矿泉水的味道差不多。

苏打水其实可以自己制作哦

其实，通过自己的巧手，也能制作出苏打水呢，不一定非得去超市里面购买。如果你感兴趣的话，可以学着做一下法式苏打水呢，以下就是制作方法，很简单的。

制作法式苏打水需要准备的材料并不多，第一个是炼奶，第二个是生鸡蛋，第三个是碎冰块，第四就是苏打水啦。制作起来的时候也特别简单，首先，挖一大勺炼奶放到碗里，然后再放一个打了的鸡蛋，接着倒入一杯苏打水，搅匀之后再放入一些碎冰块就可以了。最后，你就会看到雪白的法式苏打水啦，还等什么呢，快食用吧。

另外，还能用苏打水制作成洗发水呢，这种洗发水可比一般的洗发水好多了哦。这种洗发水的制作方法也特别简单，把柠檬汁放到苏打水里面稍加调适就可以了。用这种洗发水洗过的头具有柠檬的清香味，比其他任何含有化学物质的洗发水好多了。这种洗发水能去除头发里面的

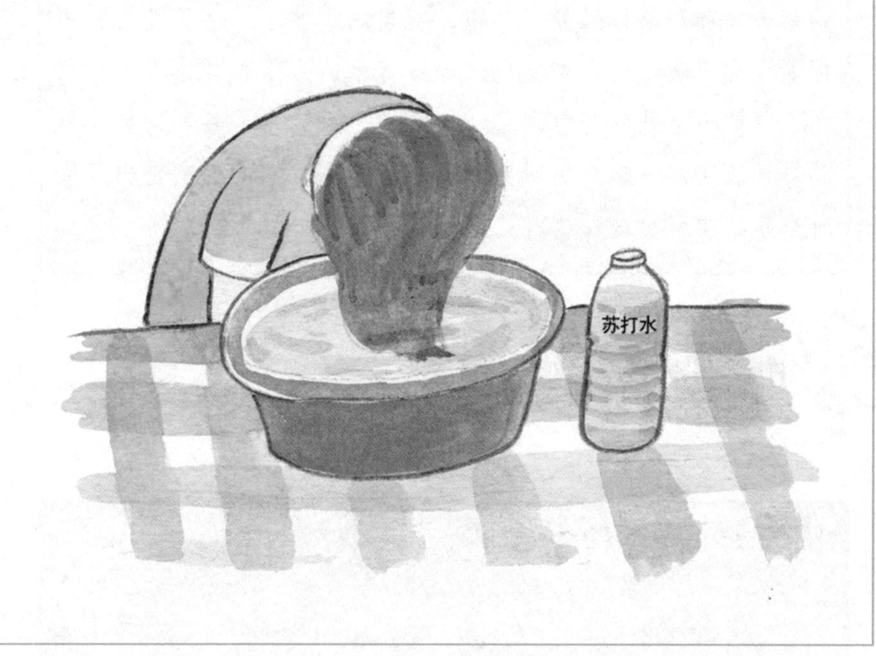

盐和沙子等物质，还能保证你在整个洗头发的过程中是绿色天然的，不会对发质有任何的损伤。

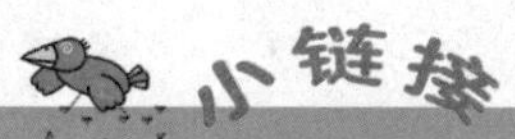

苏打水的发明

发明苏打水的是一个叫做约瑟夫·普利斯特里的英国化学家。当年，他在某一家啤酒厂里做实验的时候，将一碗白水放到一桶啤酒的某一个位置，没有过多久，啤酒里面的二氧化碳和氮这两种气体很快就覆盖住了啤酒桶上面的那个碗。当时，约瑟夫·普利斯特里并不知道，碗里的那些水发生了变化，当他喝了那一碗水之后才发现，那一碗水的味道和口感真是太好了，以前根本就没有尝到过。接下来，约瑟夫·普利斯特里就和自己的朋友一起开始研究，没有过多久，它们就制造出了一种全新的饮料。这种饮料就是苏打水。

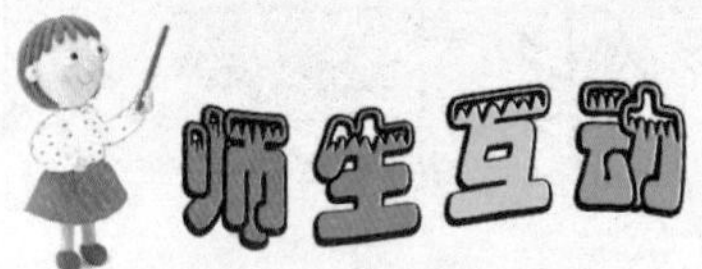

学生：老师，处在发育阶段的我们适合喝苏打水吗？

老师：虽然苏打水现在已经成为了一种流行的饮料，但是建议小朋友不要多喝。因为苏打水具有的碱性会伤害我们的胃脏，因为我们的胃脏正处在发育阶段，功能不是很强，要是饮用太多苏打水的话，对我们的消化系统会造成一定的不良影响。

为了身心的健康，处于身体发育阶段的我们最好少喝一些饮料，因为不管那些饮料多好喝，都带有一定的化学物质，这些化学物质对我们身体的健康或多或少都具有一定的影响。因此，不建议多喝。

最适合我们饮用的是白开水，虽然素淡无味，却是一种最好的止渴物。

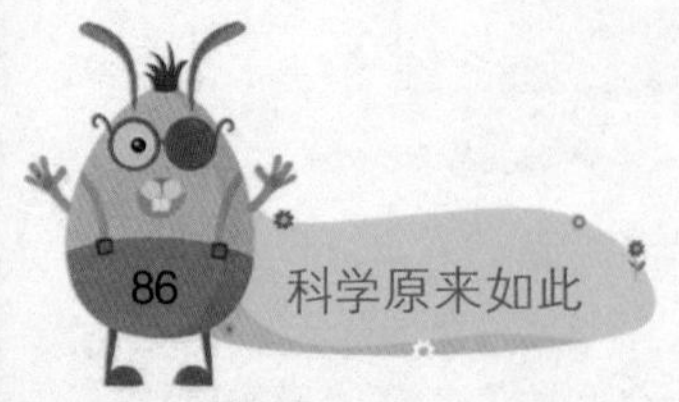

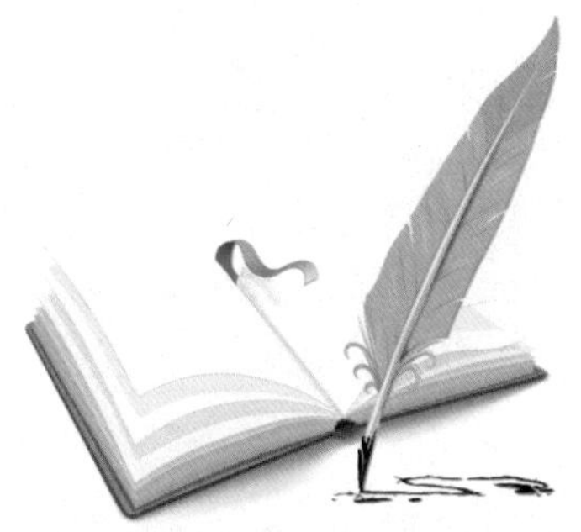

你家的桶装水过期了吗

◎晚上，智智和爸爸妈妈正在一起看电视。

◎智智突然感到口渴了，他起身去饮水机旁接水喝。

◎智智一边喝水一边留意桶装水上的标记，他发现了一个很严重的问题。

◎妈妈一听，赶紧叫智智不要喝了。

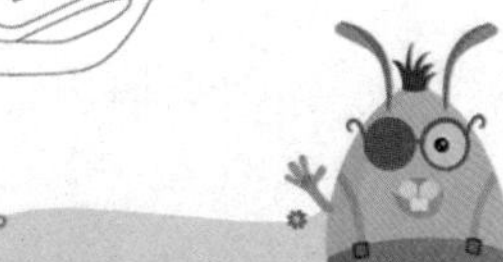

妈妈，这一桶水的
保质期好像过了。
那你别喝了，过
期了的桶装水喝
了要不得。

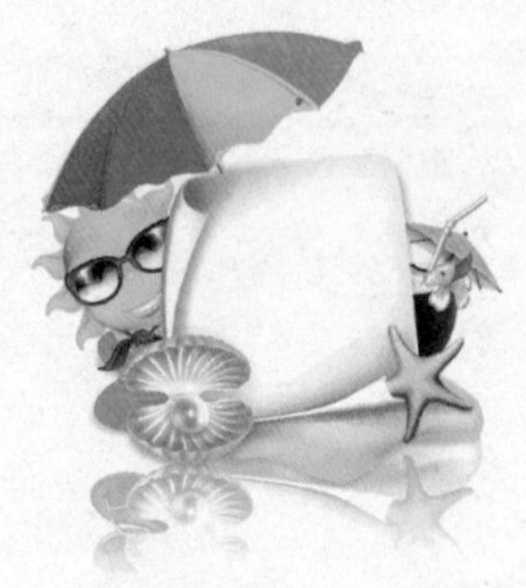

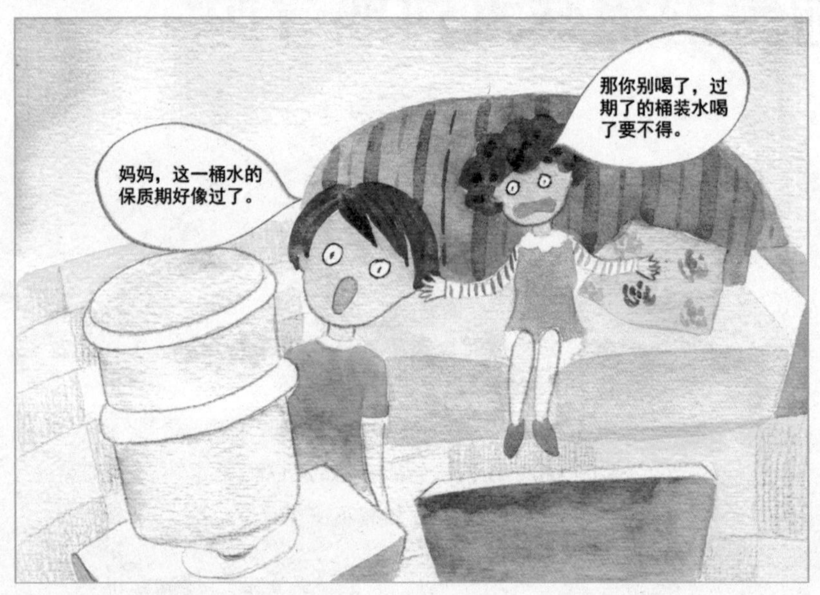

方便的桶装水

现如今，很多家庭的生活条件都提高了，之前很多烧白开水饮用的家庭也换上了桶装水。桶装水很方便，当你口渴的时候，尤其是在炎热的夏天，打开饮水机，接一杯水喝到肚子里，那别提该是一件多么惬意的事情了。

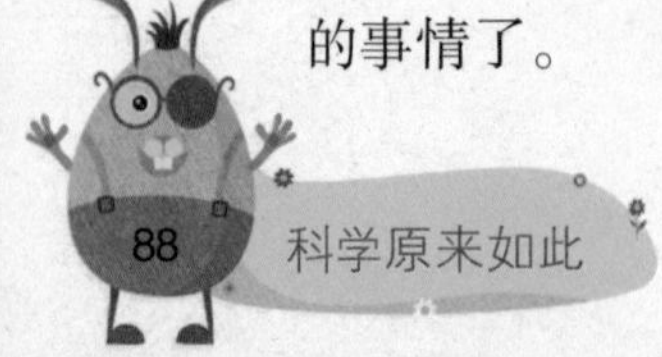

我们生活中常见的桶装水种类很多，主要以纯净水、矿泉水、活化水为主。这些水的种类不一样，制作过程也不相同，因此，它们体内带有的各种微量元素以及各种营养物质也有很大的不同。有很大一部分桶装水主要是由天然的地下水制作而成的，这种水是我们平时喝得比较多的，比如山泉水和矿泉水。还有一种喝得比较多的桶装水是直接由自来水加工而成的，这一种水我们也普遍饮用，比如纯净水和蒸馏水等等。

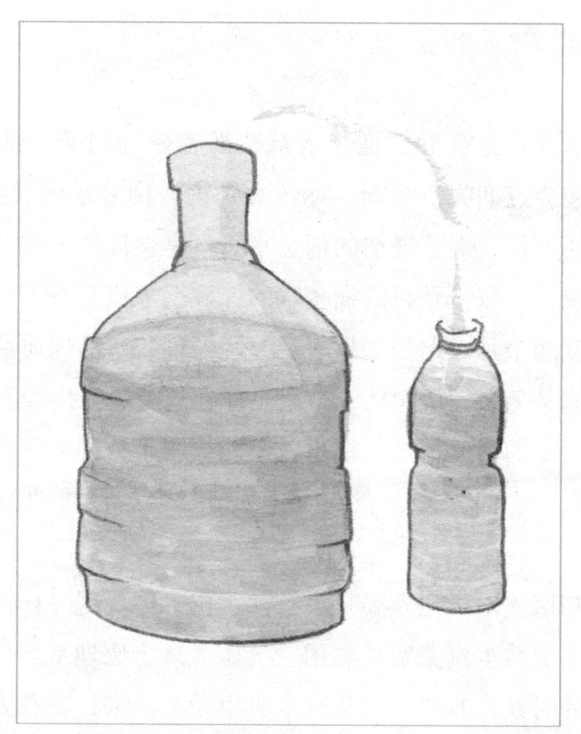

桶装水关系到我们的生活和身体健康，几乎已经走近了千家万户，因此，合理健康选择桶装水是很有必要的。我们饮用的比较多的纯净水是通过电渗析和树脂软化等方式制作而成的，在这整个的制作过程中，去除掉了很多源水所带有的对我们人有害的细菌、病毒以及化学物质等等，但是同时也去除掉了很多对我们身体有健康意义的元素和物质，因

此，不能长期饮用。相反，含有大量营养物质和元素的矿泉水却受到很多人的欢迎，因为它很健康，补充了我们人体所需的物质，但是，并不是所有人都适合喝这种水，比如某些患上了肾结石的患者，最好不要喝这种水。

桶装水的种类很多，在选择饮用的时候，可以根据自身的情况和喜好来选择，但是一定要注意，要健康饮水。

桶装水打开之后的保质期很短哦！

很多小朋友肯定会问，桶装水被严严密密地封着，细菌也无法进去，为什么还会过期呢？嘿嘿，你还真别说，桶装水的确有保质期的，而且保质期还不长，喝了过期的桶装水，可是会坏肚子的。

一般来说，一瓶未开封的桶装水的保质期大概是一个月左右，好一点的最多也就两个月，但是如果一开封了，桶装水的保质期就变成一个星期了，也就是7天。换句话说，就是你在这七天之内没有把已经开封了的桶装水喝完的话，那这一桶水就不能再喝了，因为它变质了，要赶紧换掉。那么，它们为什么会变质呢？开封之后保质期为什么会这么短呢？

你一定知道饮水机吧，要是没有饮水机，你要喝一杯桶装水的话那就相当困难了。饮水机主要是利用空气压力这个原理来运作的，在我们用杯子接水的时候，有多少水从饮水机里面流出来，就有多少的空气进入到水桶内。这些空气里面带有大量的细菌和病毒以及灰尘和其他有害物质，当空气进入水桶里面之后，这些坏家伙也跟着进去了！当你接水的次数越来越多，进入水桶内的空气也就越来越多，这些空气里面的细菌病毒什么的就开始在水桶里面繁殖，久而久之，水桶里面的有害物质就会越来越多，水桶里面的水就会被严重污染。

因此，桶装水打开之后，就要在规定的时间内喝完，不要把开封后

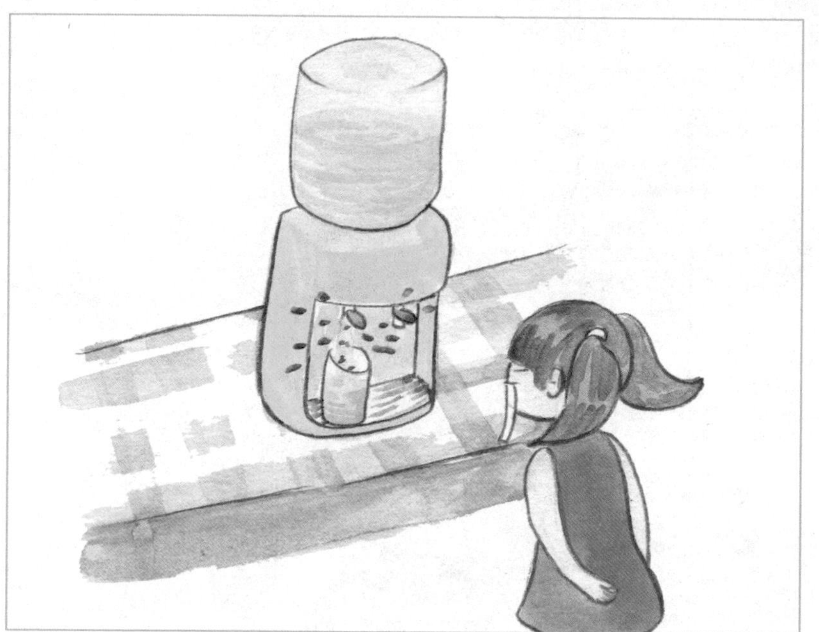

的桶装水放太久，放得越久有害物质就越多，喝了之后对我们身体的害处就越大。

现在你明白为什么开封后的桶装水的保质期那么短了吧？

如何正确饮用桶装水

在平常的生活中，妈妈经常告诉我们，食物不能放得太久，放久了会变质，变质之后吃了对身体有害处，因此，一定要在食物没有变质之前就食用完。但是桶装水不一样哦！桶装水不是越早喝越好，而是要留置一两天之后喝才最安全。那，究竟为什么要这样呢？

我们平常喝的桶装水，不管是蒸馏水、矿泉水还是纯净水等等，虽然在生产的时候厂家会对它们进行层层把关与消毒，但是在最后封口的时候，为了安全起见，他们最后还会用臭氧最后一次消毒处理。虽然臭氧有很高的杀毒能力，能杀死很多各种各样的对我们人体有害的细菌和

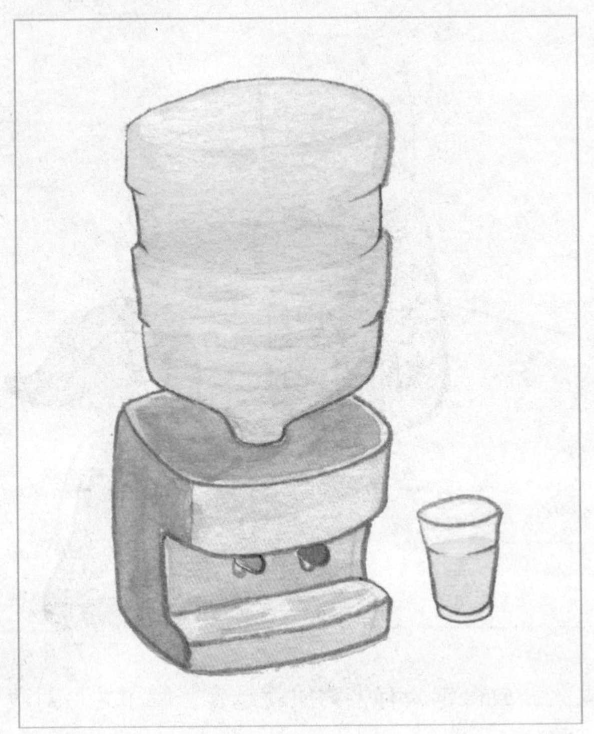

病毒，但是臭氧同时也具有很多各种各样的危害。要是我们不小心吸入太多臭氧的话，我们的皮肤就会受到危害，维生素 E 会流失，从而导致皮肤出现黑斑以及起皱纹等症状，要是更严重一点的话，臭氧还会破坏我们人体的免疫能力，从而导致白细胞类疾病，这可是很危险的哦！所以一定要注意。

喝桶装水最健康的方法就是桶装水放置一到两天之后再饮用，那个时候，臭氧一般都已经消失了。

还有，桶装水直接饮用并不是最安全的，除了臭氧第一次污染之外，还有第二次污染，第二次污染就是我们上一节讲到的，当水在流出饮水机的水龙头的时候，会有很多病毒和细菌随着空气一起进入水桶内。为了不喝到被两次污染过的桶装水，最好的办法就是将桶装水加热之后再喝，饮水机上有加热和制冷的开关，加热很简单的。

小链接

如何辨别桶装水的真伪

桶装水关系到我们的生活，因此在购买的时候一定要注意，尽量选择一些大的生产公司去购买，因为有知名度的公司比一些小的公司的东西都有保障一些。辨别桶装水最简单的一个方法就是看水桶的颜色。好的桶装水的桶的颜色一般透明度都比较高，表面也比较光滑，而用一些劣等的塑料制造而成的水桶一般颜色都比较暗，到了发黑的边缘，因此俗称“黑桶”，透明性也相差很多。

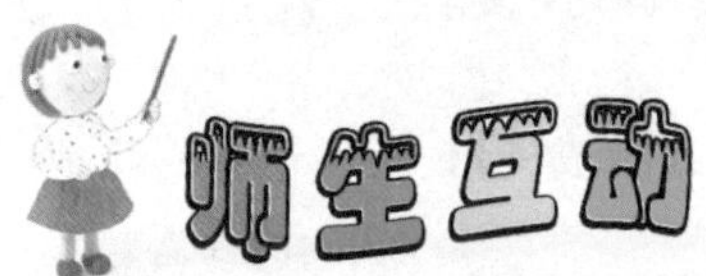

学生：要是桶装水放得太久的话，会出现什么样的情况？

老师：开封后的桶装水的保质期很短，如果长时间不饮用的话，桶装水就会变成绿色的，尤其是在夏天的时候，这种情况就特别严重。这与存放的时间有很大的关系。如果因为人太少，一星期之类一桶桶装水喝不完的话，可以用桶装水去做其他的用途，比如做饭和烧汤之类的，用桶装水做出来的饭的味道可不一般哦！

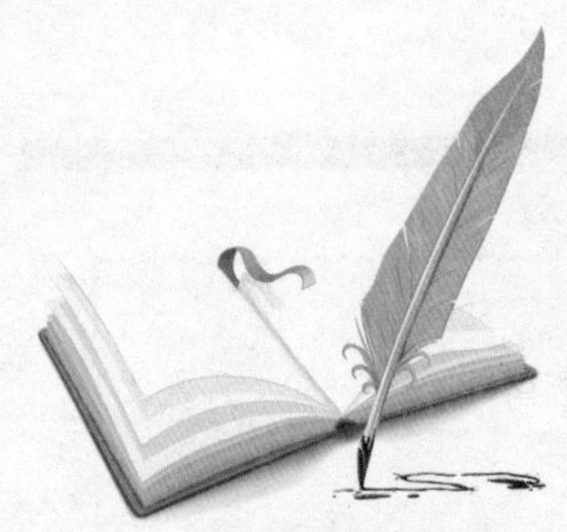

运动累了该怎么喝水呢

◎学校里正在开运动会，闹哄哄的。

◎智智参加了跑步比赛，现在正在赛场上疯狂驰骋着。

◎快到终点的时候，智智努力冲了一把，终于第一个到达了终点。

◎智智很口渴，想去拿水喝，体育老师拦住了他。

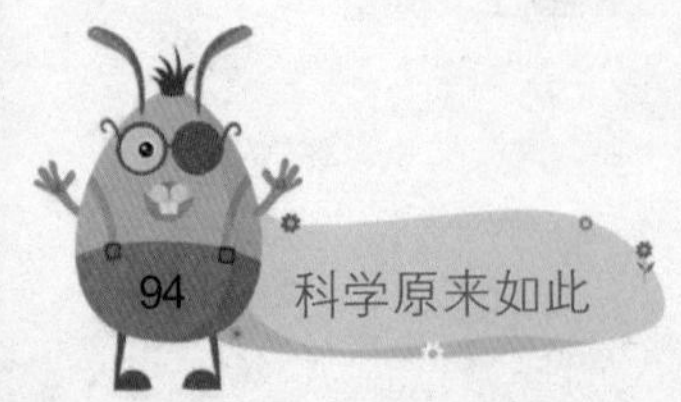

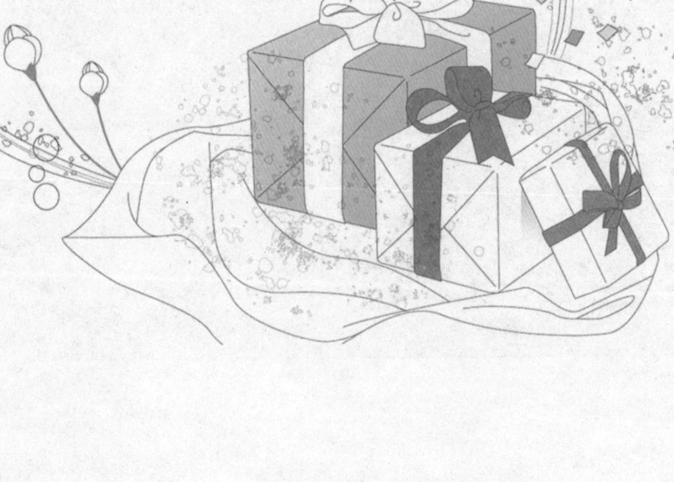

01
03
05
你刚跑步完，要休息会，等会才能喝水。

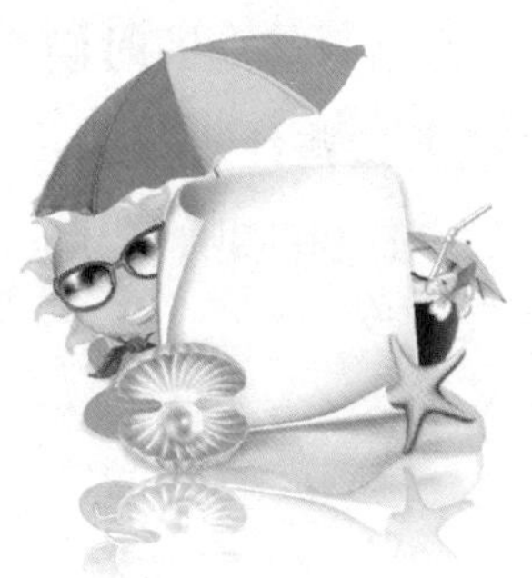

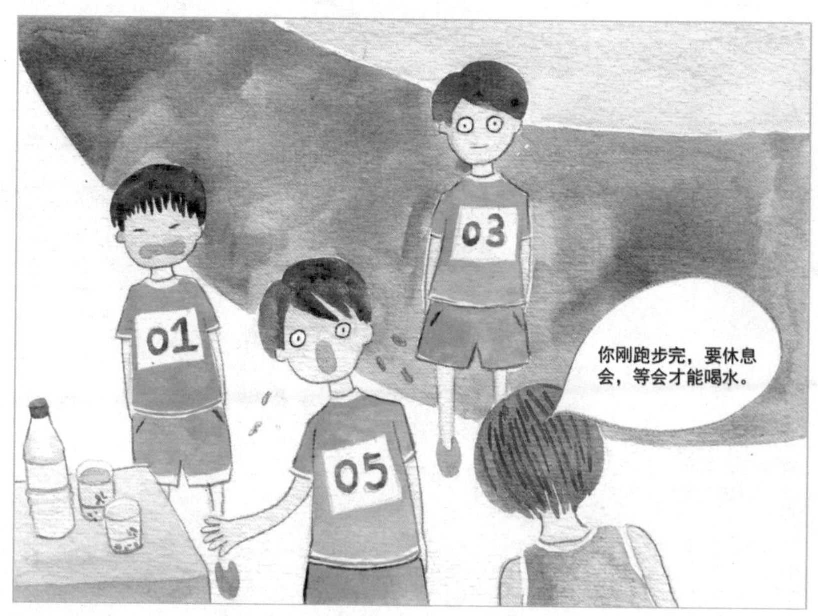

为什么剧烈运动之后不能马上喝水？

在平时的生活中，我们经常会因为做了某些剧烈运动之后而大量流汗，比如跑步，比如打篮球踢足球之类的，这个时候，你就会感到口特别渴，想喝很多水来解渴。然而，这个时候喝水是不健康的，应该要等一会儿，等心里平静了之后再喝水才是最健康的。那么，为什么要这样做呢？请往下看。

我们平常经常都会参加一些比较剧烈的运动，在剧烈运动的时候，我们的身体会流出很多汗水，身体里面的水分会随着这些汗水蒸发出来，同时，因为剧烈运动会导致呼吸速度增快增强，口腔和咽喉部分的

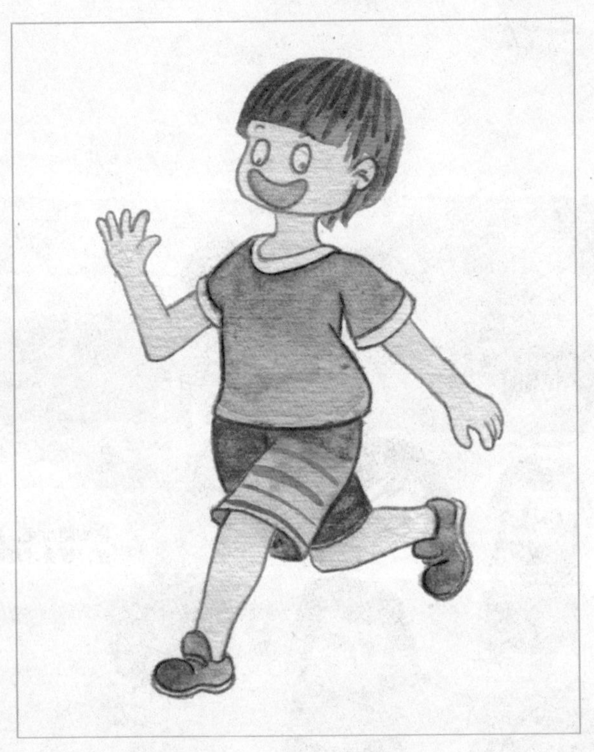

水分蒸发速度也会变快，因此，我们就会有口渴的感觉。但是这个时候，虽然很口渴，并不一定就说明你的体内缺少水分从而需要马上补充，只需要用水漱漱口就可以了。运动的时候千万不能喝水，水分不能充分吸收不说，反而还会导致胃部的膨胀，这样不仅让我们的肌肉不能正常活动，还会影响到我们的呼吸，让我们的呼吸越来越急促。

我们人体内本身是带有一定量的盐分的，这种盐分通过喝水就能得到补充。而剧烈运动结束以后，我们体内的盐分就会因为流汗太多而消

耗很大一部分，这个时候要是直接喝水的话，盐分是得不到吸收的，反而还会让我们身体血液的渗透压变低，从而破坏我们身体内的盐分代谢平衡，以至于还会影响到我们身体的正常生理机能，破坏身体发展和谐，严重一些的话可能还会导致我们的身体出现抽搐的情况。另外，剧烈运动之后，心脏依旧还在激烈活动，要是运动完之后马上喝水的话，还会加重心脏的负担。

因此，为了身体的健康，剧烈运动之后一定要先休息一会儿再喝水。

运动最不该喝的一种饮料

有很多人，在经过激烈运动之后会觉得很口渴，但是他们一般不会去喝常温的水解渴，而是会去喝一些冰冻的凉的汽水，因为他们觉得喝

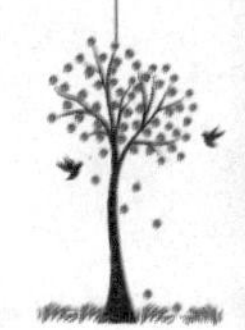

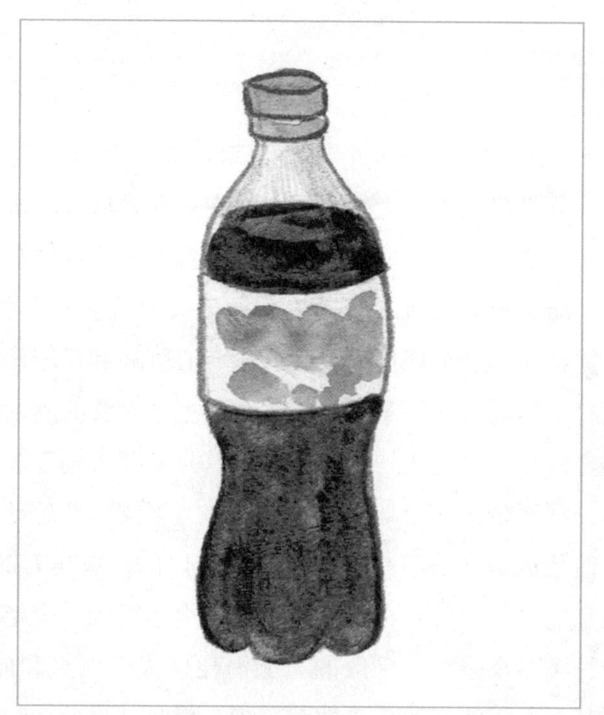

这种东西口感很爽。虽然喝冰冻的饮料很爽，但是，不一定就是健康的。汽水类的饮料是运动之后最不宜喝的一种东西，它们补充水分的能力一点也比不上淡水。

人在剧烈运动之后，不仅会感到口渴，还有有肌肉和关节酸疼以及疲惫的症状，导致这些情况出现的原因就是运动将我们体内的大部分蛋白质和脂肪以及糖等物质给分解蒸发掉了。在分解的过程中，还会产生乳酸、磷酸等酸性物质，而这些物质往往会让我们的身体处于酸性状态。而很多化学饮料中所带有的二氧化碳和磷酸物质也具有酸性，比如可乐，要是在运动之后还喝这些饮料的话，就会让我们的身体酸上加酸。这样导致的后果就是让我们越来越疲惫。如果这些酸性物质能顺利排出我们体内的话还好，如果不能顺利排出，它们就会在我们体内慢慢积累，积累得越来越多的时候，我们的肾和心脏就会受不了。

如何健康地运动喝水

我们在运动的时候，身体活动的频率会高于平常的任何举动，因此，体内的水分也会流失一大半，因此，在运动之后补充水分是很关键的。运动之后，饮用运动类型的饮料是最有益的，这种饮料含有大量的糖和电解质，能补充运动者在运动之后所丢失的很多营养物质。但是，运动类型的饮料并不适合任何人，某些患有心脏病和糖尿病的人不适合饮用这种饮料，因此，要注意了，不然会引上不必要的麻烦。

在运动之前喝水也是比较重要的，尤其是一些大幅度的能消耗很多体力的运动，从而防止在运动的时候出现体力不支以及运动之后出现虚脱的情况。但是运动之前不是什么时候都可以的，也是有时间规定的。运动之前喝水的时间一般是在运动之前的一个小时到一个半小时左右。

运动的种类多重多样，一般的只能消耗掉很少力气和能量的运动，喝普通的水基本上就能补回丢失的营养了，但是如果锻炼幅度大，消耗

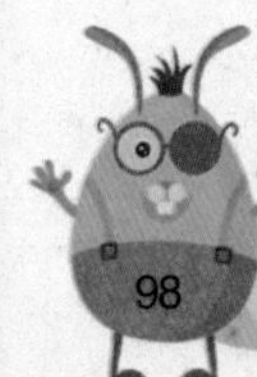

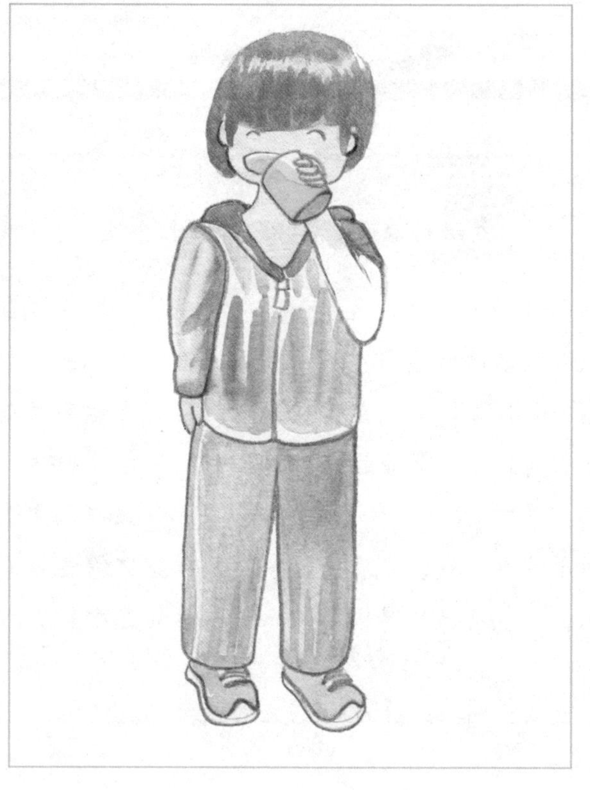

的能量比较多的话，喝一般的水是需要一定的时间才能补充回来的。要是如果想要丢失的营养和水分尽早地回拢的话，可以喝一些牛奶和巧克力奶之内的高蛋白质饮品，这类饮料能够很快地补充我们因为剧烈运动而丢失的钠和钙，不仅这样，它们还能提供很多能量，让我们更加有精神。如果你对牛奶和巧克力奶不感兴趣的话，可以选择椰汁，椰汁的营养价值和牛奶巧克力奶的营养价值都差不多。不过，在平时，似乎很少看到有卖椰汁的，反之，牛奶倒是在什么地方都能看到。不妨，多选择一下牛奶。

小链接

运动结束之后该喝多少水合适

运动之后喝多少水，这个是没有规定的，主要和自身运动的类型以及运动的时间有很大的关系。如果运动的时间在一个小时之内，且幅度不大的话，在运动之后或者运动之前，喝一到两杯水就可以了。如果运动的时间超过一个小时的话，就要喝三到四杯左右了，每一杯水的量大概是在 300 ~ 400 毫升之间。不过要注意一点，口渴的时候不是你身体需要补充水分的指示。因此，在运动的时候要注意，在运动之中补充水分也是有必要的。

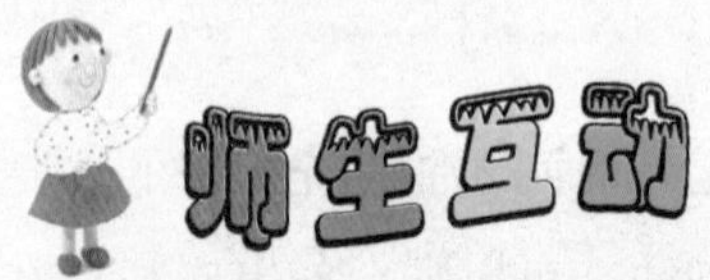

学生：老师，在运动之前喝水好还是在运动之后喝水好？

老师：运动之前和运动之后喝水都是比较重要的。尤其是在运动之后，运动之后会丢失掉大量的水分，因此补充水分是很重要的。记住，在喝水的时候要慢慢地喝，不要一饮而尽，太快的话身体一时间接受不了，会损害生理机能的。

有好多好多用处的生理盐水

◎下课之后，智智正和几个同学一起在操场上打闹，玩得很开心。

◎可能是因为玩得太过火，一不小心，智智的手就被一个同学衣服上的拉链给划破了，智智的手很快就渗出了血。

◎智智到了校医务室，校医马上用一种叫做生理盐水的水帮他清新伤口。

◎智智是第一次听说生理盐水，就有些好奇。

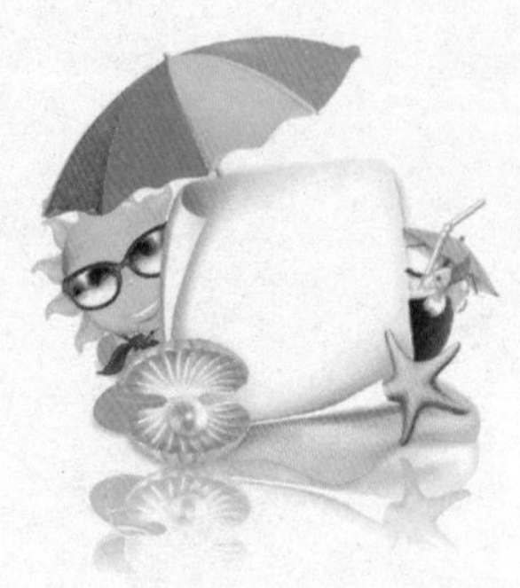

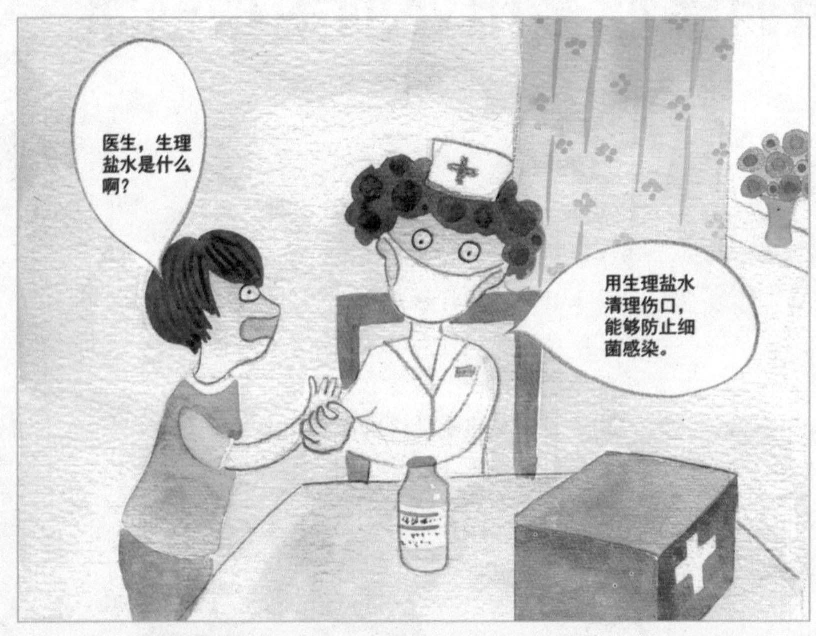

生理盐水是一种什么样的水啊？

生理盐水还有另外一个名字，叫做无菌生理盐水，但是我们一般叫它生理盐水。生理盐水是一种我们在进行生理学实验，或者医生在病床上做手术的时候所使用的一种氯化钠溶液，这种溶液带有盐分，能渗透压与动物或人体血浆的渗透压相等的溶液。简单点说，就是生理盐水所带有的血液和组织液和我们人体所带有的血液和组织液差不多。生理盐水被使用的频率很多，因为它是一种非常不错的补液，不会减少也不会增加我们身体里面的离子浓度。除了充当补液的用途之外，生理盐水在医疗方面也起到了很重要的作用。

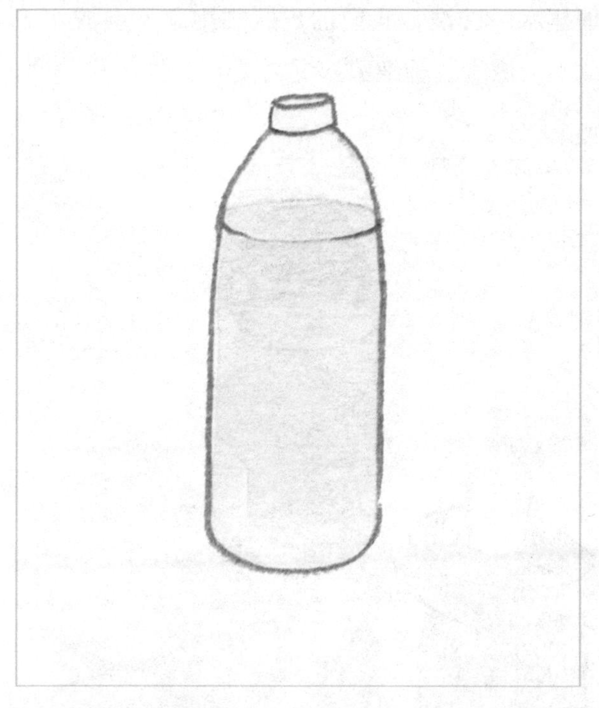

受益生理盐水最多好处的是动物和人类，因为各种动物的不同，它们所需要的生理盐水的浓度也不一样。人和一些哺乳类动物所需要的生理盐水浓度在百分之零点九左右，主要溶解到蒸馏水中使用，这个溶解的过程会将生理盐水稀释到 100 毫升左右。而鸟类和两栖类动物所需要的生理盐水的浓度比人和哺乳类动物所需要的要少一些，分别是百分之零点七五和百分之零点六五，使用方法也一样，同样是溶解到蒸馏水中稀释到 100 毫升。

生理盐水都为我们的生活做了一些什么呢？

生理盐水的出现为我们的生活提供了很多各种各样的帮助，这其中最主要的一点就是防止我们的皮肤细胞破裂。当我们的皮肤不小心划伤的话，用生理盐水一冲洗，我们的皮肤细胞就不会脱水或者过度吸水了，继而也就不会滋生各种细菌病毒之类的东西。

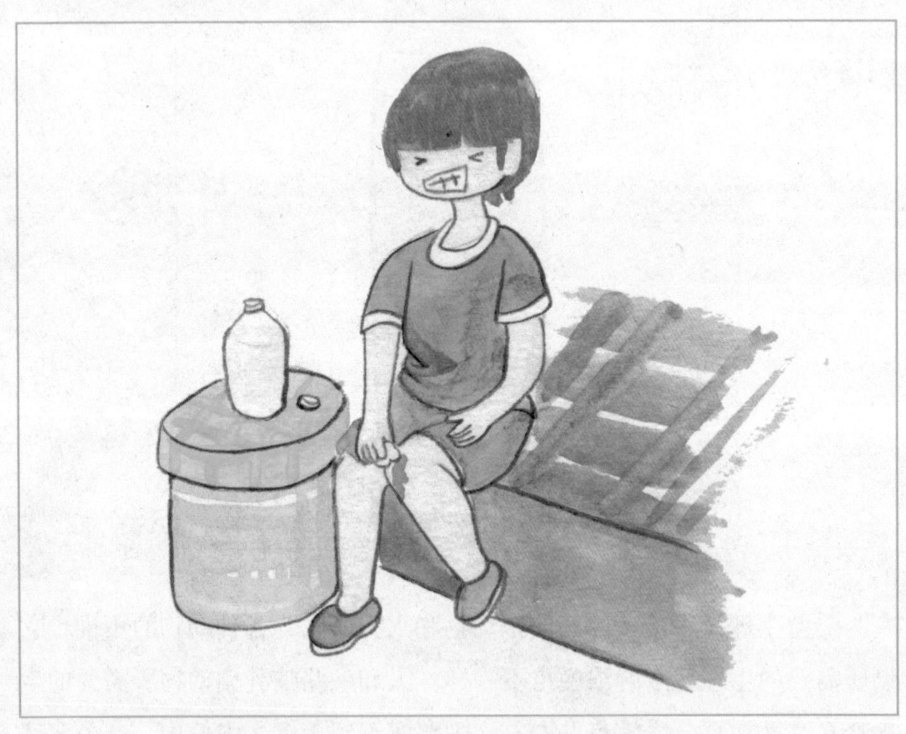

同时，使用生理盐水还能缓解脱水和酸中毒等症状。但是，生理盐水不能单独使用，必须要配合某些液体，那么，究竟为什么要这样呢？原因是这样的，因为脱水会出现很严重的腹泻症状，腹泻除了会丢失大量的碳酸氢钠从而导致出现代谢性酸中毒症状之外，还伴有严重的营养失调症状，这种症状会让人有很严重的饥饿感，想吃很多东西，即使在不饿的情况下也会有饥饿的感觉，不仅这样，脱水还会导致酮中毒以及丢失大量的电解质和水分。因此，就需要赶紧补充这些丢失的电解质和水分，还要赶紧缓解酸中毒和酮中毒的症状。而仅仅只是使用生理盐水进行输液的话，是无法补充所需要的这些物质的，甚至还可能会导致盐中毒症状的出现。

另外，强烈运动之后喝一些生理盐水也能补充因为剧烈运动所丢失的水分和其他一些物质。

使用生理盐水的时候需要注意一些什么呢？

生理盐水虽然好，但是在使用的时候也有一些需要注意的地方。这些需要注意的都是一些什么呢？嘿嘿，让我来告诉你吧，往下面看就知道了。

当你用生理盐水清洗伤口的时候，如果你打算用洗必泰和碘制剂这两种抗生素的话，就一定要用生理盐水冲洗干净伤口处，不然会感染的哦。还有的伤口比较严重的话，医生会给伤口处敷上药，在换药的时候可能药会和手上戴的手套黏合在一起，但是如果你在使用手套之前将手套用生理盐水泡一泡的话，就不会出现这样的情况了。

另外，在给伤口贴膏药的时候，可以直接将整张膏药贴在伤口处，然后再根据伤口的大小把膏药裁剪到能覆盖伤口即可。不要事先用手慢慢地拿着膏药比对着去剪，那样不仅手会被感染，还可能会裁剪得不整齐，白白浪费一张膏药。当用纱布对伤口进行再次包扎和敷盖的时候，可以用一些自我粘贴能力比较强的绷带，这样纱布不仅不会轻易脱落，还会粘贴得更紧一些。

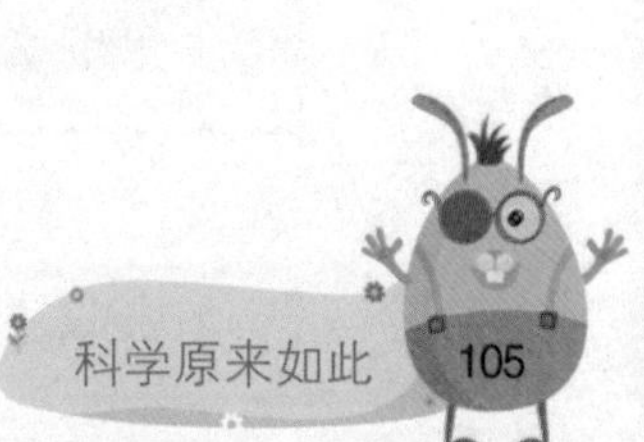

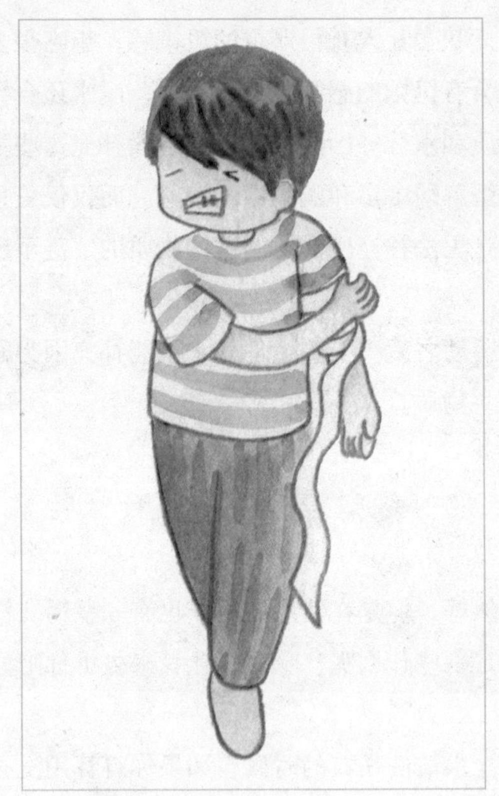

小链接

自制生理盐水

很多有好奇和探索精神的小朋友在看完本章节之后，肯定会问：生理盐水可以自己制作吗？其实啊，从理论上来说，生理盐水是可以自己制作的，但这仅仅只是理论，实际操作起来的时候比较困难。因为要想自制生理盐水必须做到三点：生理盐水的浓度必须做到百分之零点九；所使用的盐必须一丁点杂物都没有；所配置的溶液必须要在没有任何细菌的房间里面操作。前面两个都很容易达到，但是第三个相对来说就比较困难了，因为除了专业的实验室之外，普通的家庭很难有没有细菌的单独房间。综上所述，要是没有足够的条件，千万不要自己制作生理盐水，否则，做出来的也没有任何意义。不过，自制生理盐水的方法也是有的，所需要的东西是：250 毫升水、5 克盐，然后再煮开并配上 100 克生理盐水，所使用的工具也要进行严格的消毒，所选择的水源也只能是蒸馏水，其他任何水都无法代替，就算是纯净水也不行。

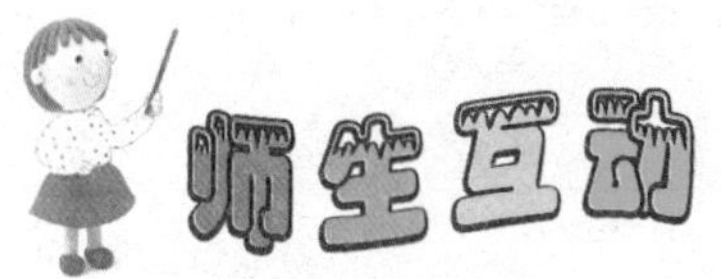

学生：老师，要是生理盐水喝多了会出现什么样的状况？

老师：生理盐水就像水一样，要是喝多了就会感觉肚子特别胀，很不舒服，嘴巴里面还会吐出很多酸水，严重一点的可能还会盐中毒，不过一般都没什么大事。要是喝多了生理盐水，尽量多做一些运动，多留一些汗，生理盐水就会随着汗一起被排出来，这样就会好多了。不过，话说回来，谁没有事喝那么多生理盐水啊？生理盐水虽然有营养，但是饮用的时候也要注意一定的量和度哦！

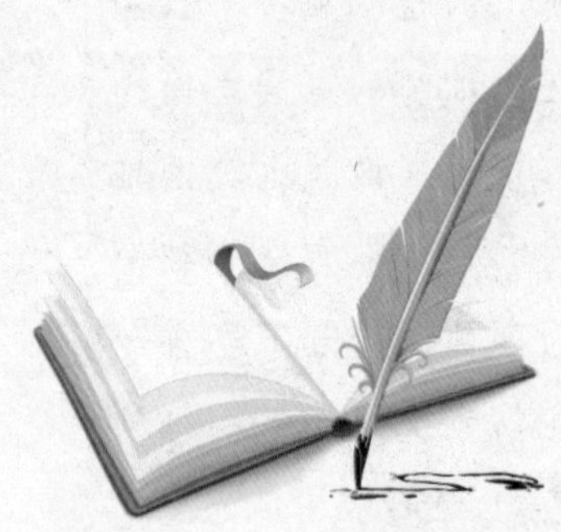

我是白哗哗的自来水

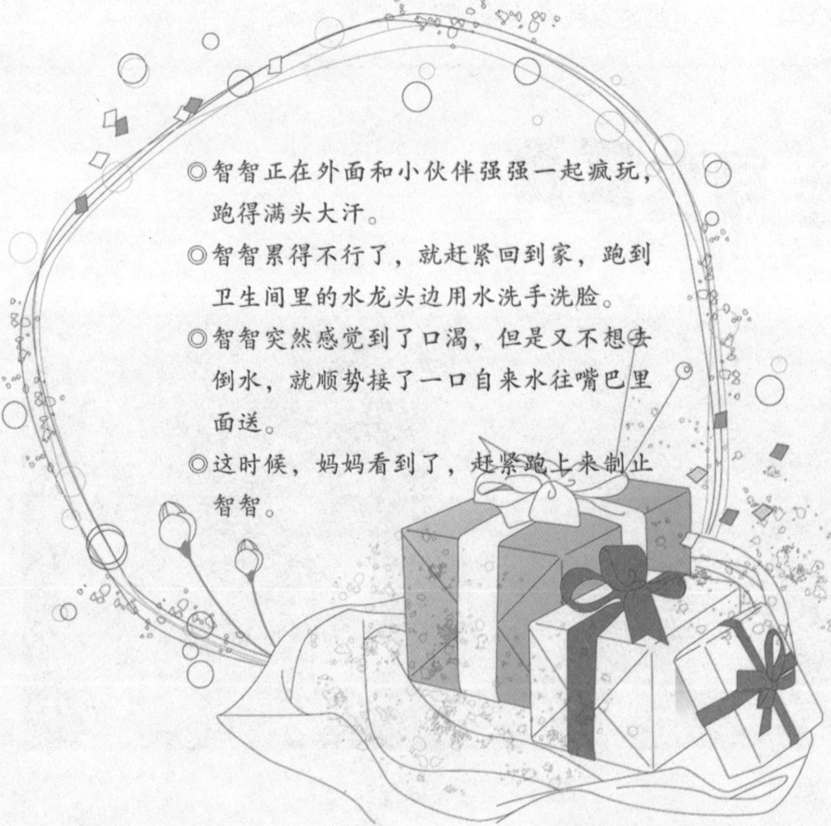

◎智智正在外面和小伙伴强强一起疯玩，跑得满头大汗。

◎智智累得不行了，就赶紧回到家，跑到卫生间里的水龙头边用水洗手洗脸。

◎智智突然感觉到了口渴，但是又不想去倒水，就顺势接了一口自来水往嘴巴里面送。

◎这时候，妈妈看到了，赶紧跑上来制止智智。

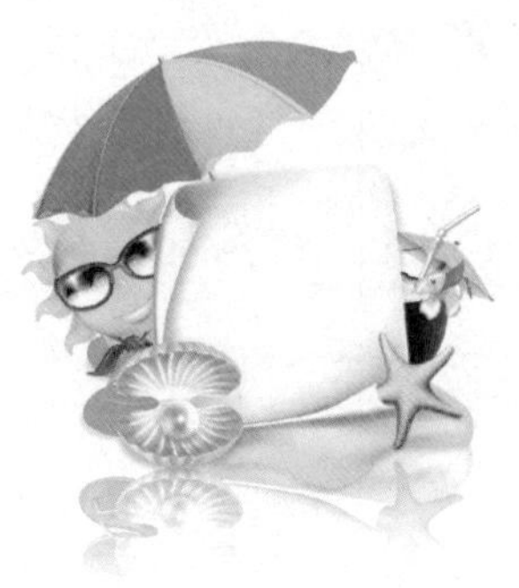

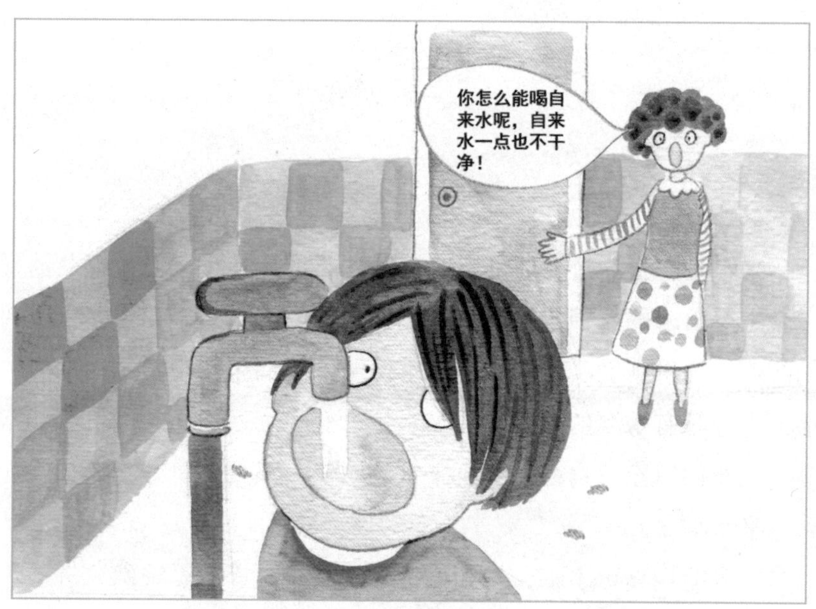

水龙头里面的自来水

自来水最早出现的时候是在西方一些发达国家，在我们国家，出现的时间相对比较晚一些，不过历史也还算悠久，因为距今也有一百多年了。在我们国家，出现自来水的时间是在 1908 年，那时候还是腐败的清朝政府统治着我们国家。

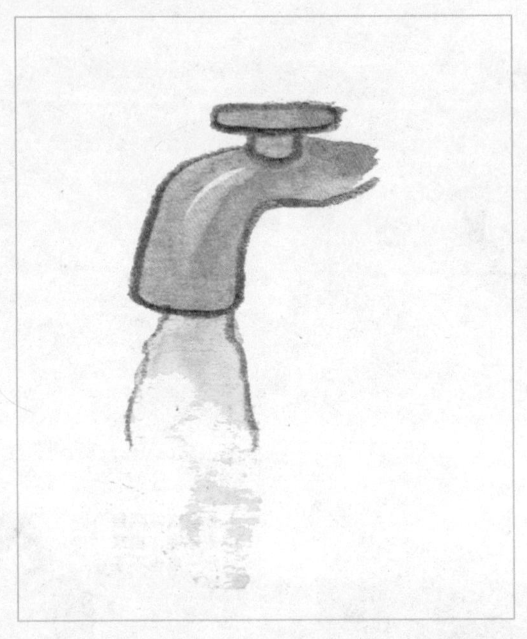

自来水是一种通过专业的自来水公司生产、处理、净化以及消毒等程序所生产出来的一种水，这种水比一般的河流水要干净很多，主要为我们的生活提供帮助。自来水的原水来源于我们生活中的江河湖海，以及地下水等等有水源的地方。自来水生产好了之后，再通过机泵和水龙头输送到我们每家每户，需要自来水的时候，只要一打开水龙头就能接收到自来水啦。

自来水的用途可多啦，比如做饭、洗菜、洗衣服、洗澡、洗脸、洗手等等。但是，自来水的用途虽然有很多，唯一不能做的，就是直接饮用，只有烧开之后才能饮用，直接饮用之后坏处有很多，轻则肚子痛拉肚子，重则生病住院。

为什么自来水不能直接喝？

自来水其实是不能直接喝的，如果你曾经喝过的话，肚子里一定会有怪怪的感觉。不能直接喝的最大一个原因是自来水在整个形成的过程中受到了各种各样的污染，详细的请往下看。

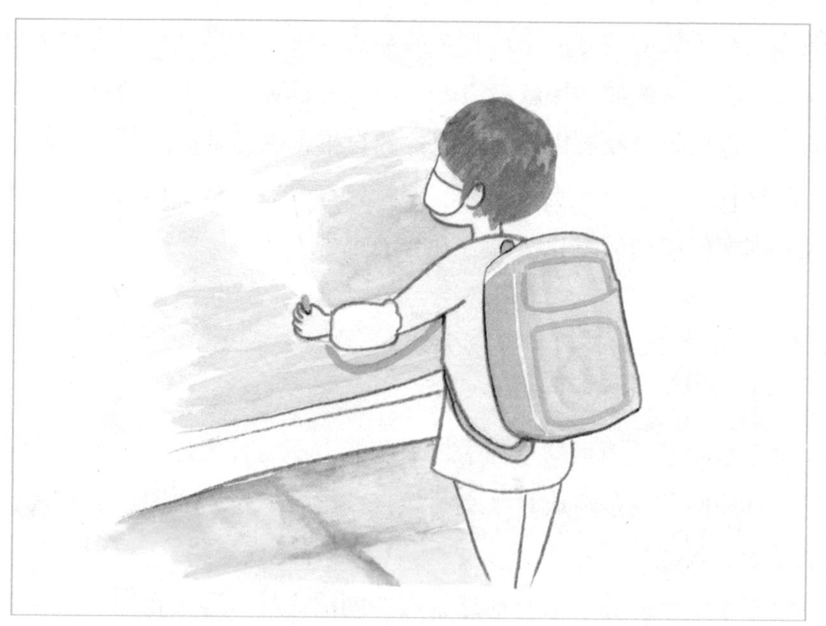

自来水最普遍的消毒方法就是氯化法，这种方法在自来水刚出现的时候就被采用了，至今已经有一百多年的历史了。最开始的时候，人们认为通过这种方法消毒能杀灭水里面的细菌，杜绝传染病的发生，同时，整个消毒的费用也比较低，受到很多人的推崇。但是，当科学越来越进步的时候，人们通过研究发现，用氯化法对自来水消毒除了有一些好处之外，还有一些坏处，这些坏处就是水里面有一些能导致癌症的物质，这些物质就存在在自来水里，直接饮用的话，它们就会通过喉管进入我们的身体，对我们的身体健康造成一定的影响。因此，不能直接饮用。

你可能会问，用氯化法消毒之后做出来的自来水不是绝对干净，那为什么这种消毒方法还这么普遍呢？那是因为这种消毒方法是目前公认的最普遍最实际最大众的消毒方法，虽然也有坏处，但是总体来说，还是利大于弊。在平时的生活中，你只要不直接饮用自来水问题就不大。

当然，比氯化法更好的消毒方法其实也是有的。用臭氧消毒就是目前世界上被公认的最好的给自来水消毒的方法，但是这种方法无法被普遍起来。除了它的成本比较高之外，用这种消毒方法消毒的自来水，保存的时间也很短，没有用氯化法消毒的自来水保存的时间长。因此，世界上用这种方法给自来水消毒的国家就只有少数经济发达的国家，其他大多数国家依旧用的氯化法。

自来水还有其他一些问题哦

自来水除了在消毒的过程中，杀菌能力不完善之外，还有其他很多问题，这些问题也是造成自来水不能直接饮用的主要原因。下面就让我们来慢慢了解吧！

自来水的水源除了来自地球表面的湖泊之外，还来自地下，也就是俗称的地下水源。不过，不管是来自地上还是地下，水源都会受到重金属的严重污染。地面上的水源有接近一半都受到了重金属的污染，它们包含了有好几百种的有机化合物和重金属离子等金属物质。地下水的重金属污染就更严重了，在我们的地下除了有水源之外，还有砷、铁、氟、锰等金属物质，这些物质就和水源待在一起，或多或少都会影响到水源，让它们也携带上一些金属物质。把自来水烧开之后直接饮用的话虽然没有了有害微生物的影响，但是金属物质是无法被清除的，而很多人之所以得癌症，繁衍的后代畸形或者突变，主要都是因为这些金属物质的影响。

自来水是通过水管才能到达到千家万户的，而如今，有很多城市所使用的水管的质量都不达标，是劣等的粗制滥造的水管。当水通过这些水管到达我们家里的时候，往往会沾上这些劣等的粗制滥造的水管上的

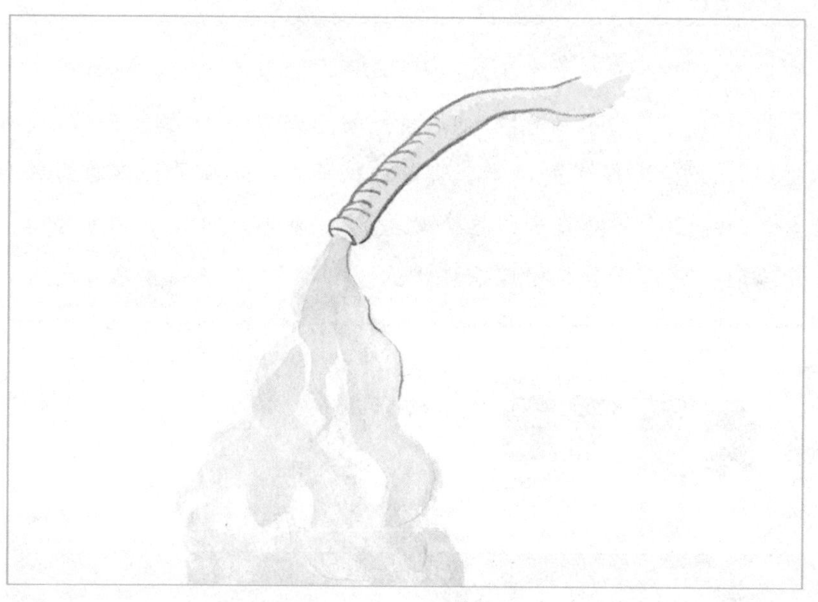

细菌和其他一些有害物质，这样，水的质量又再次受到影响了。学术上把这种污染城之外二次污染。

自来水在整个消毒的过程中，所使用的消毒工具是漂白剂，虽然漂白剂的杀菌能力很强，但是在消毒的过程中，漂白剂被加热之后会产生一种有害物质，这种物质叫做三聚氰胺，三聚氰胺是一种能导致癌症的有害物质。

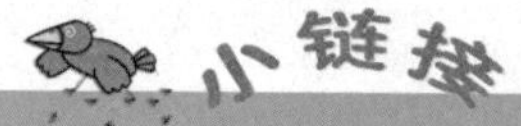

特区香港的自来水

香港是我国一颗璀璨的明珠，但是这么一颗璀璨的明珠却是一个十分缺水的地方，有很长一段时间香港政府都是在外地买水饮用。在香港没有回归之前的1960年，当时的香港政府就向广东省购买了大量的江水，有2270万立方米之多，随着时间的推移和人口的不断增加，香港买的水的数量也慢慢在增加。据统计，在2009年的时候，香港人民每天所需要消耗的水的数量大概是262万立方米，这个数据是一个巨大的数字，而这些水有百分之八十都是由广东提供的。

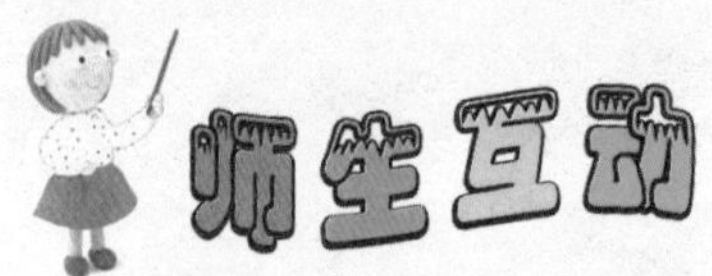

学生：老师，自来水这么好，也这么方便，那么，它们是谁发明的呢？

老师：自来水是古时候的比利时人在公元前1292年发明的，他们很聪明，虽然那个时候他们还只是原始人。由此可见，人类真是一个伟大的生物。

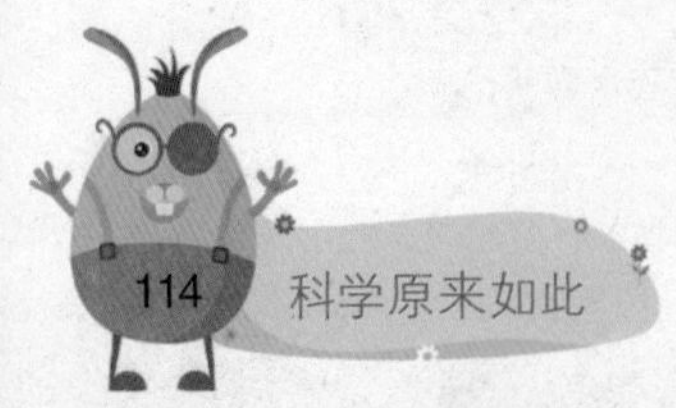

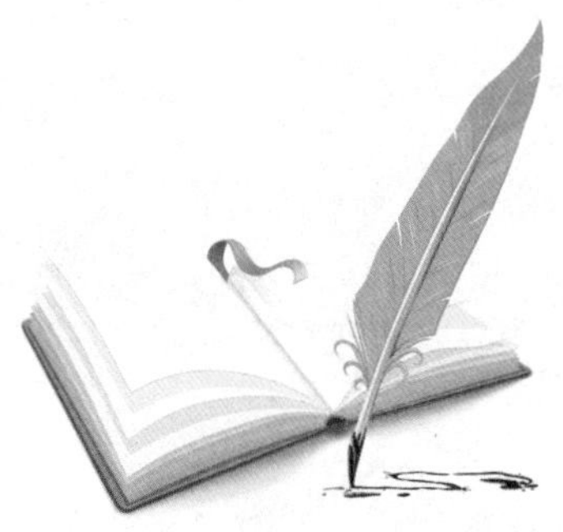

二次供水是怎么一回事啊

◎智智搬新家啦，从原来的 5 楼搬到了 20 楼，他可高兴啦。

◎吃完晚饭以后，妈妈在厨房里面洗碗，智智没事做，就站在厨房的门口看着妈妈洗碗。

◎看着水龙头哗哗的水流，智智突然想到了什么。

◎妈妈微微笑了笑。

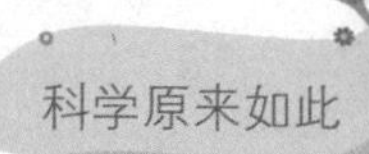

妈妈，你又在洗碗啊。我们住在二十楼这么高，这些水是怎么上来的啊？
这主要是二次供水，二次供水这样的……

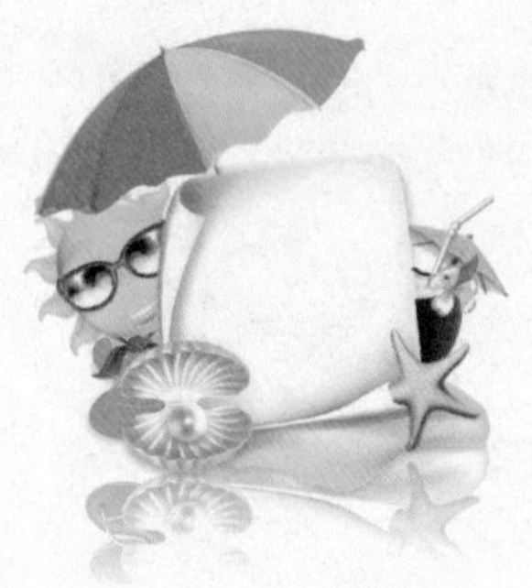

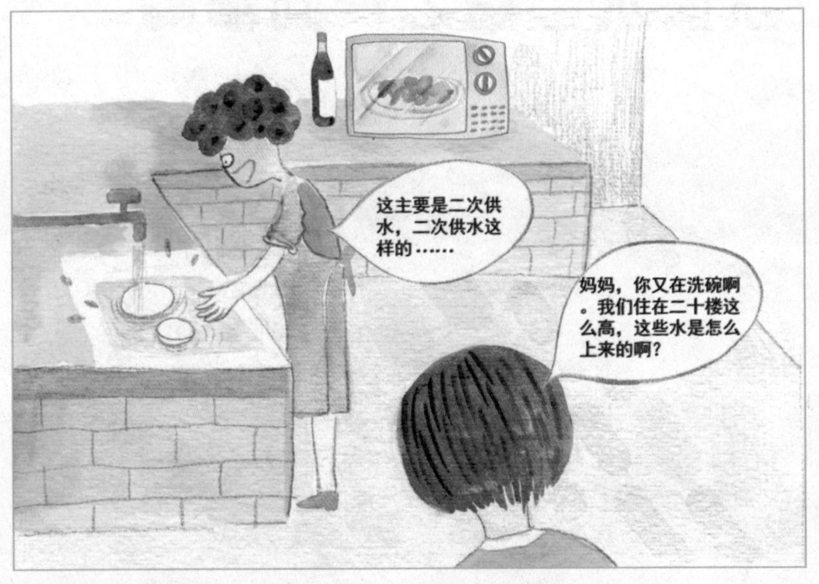

二次供水是什么啊？

我们平时所听到的二次供水，指的是某些特殊的单位或者个人，将城市里面收集到的水通过某些特定的设备来再次储存，然后再通过管道把水输送到需要水的每家每户。

二次供水最主要的针对人群是一些住在高层建筑里面的用户，因为

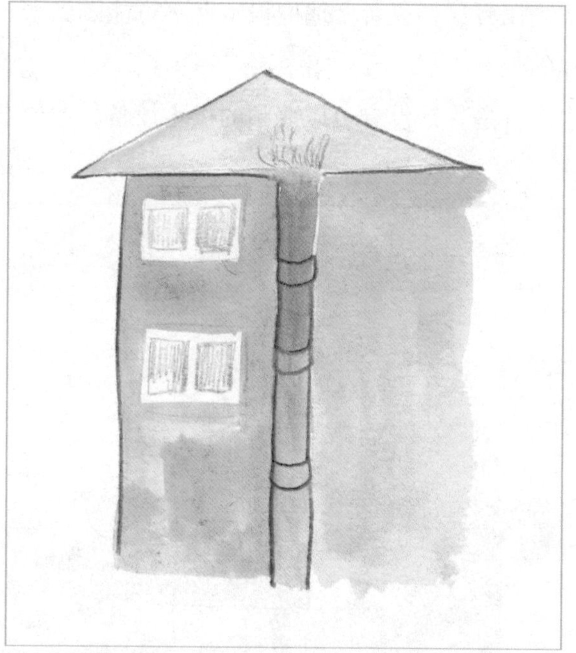

我们城市里面的水管长度大多都有限制，并不是你想弄多长就弄多长的，那些水管通不到的地方就只有通过二次供水来解决用水问题。

二次供水有一种专门的设备，这种设备比我们城市里所用的水管要抗压一些，就是通过这种设备，二次供水的地方，比如小区、公寓才能正常地饮用到水。

二次供水虽然方便了我们的生活，但是也有不好的地方。那就是污染，二次供水比第一次的供水更容易被污染，因此，有很多在使用二次供水的人们都在担心，希望设备能更完善一些，让大家都饮用到更健康的水源。

二次供水设备很关键哦

住在高层的用户之所以能成功使用到二次用水，这主要是因为二次供水设备，要是没有这种设备，他们根本就不可能喝到水。那么，这种设备是什么样的呢？

二次供水设备是一种没有负压变频的供水设备，这种设备也叫做变

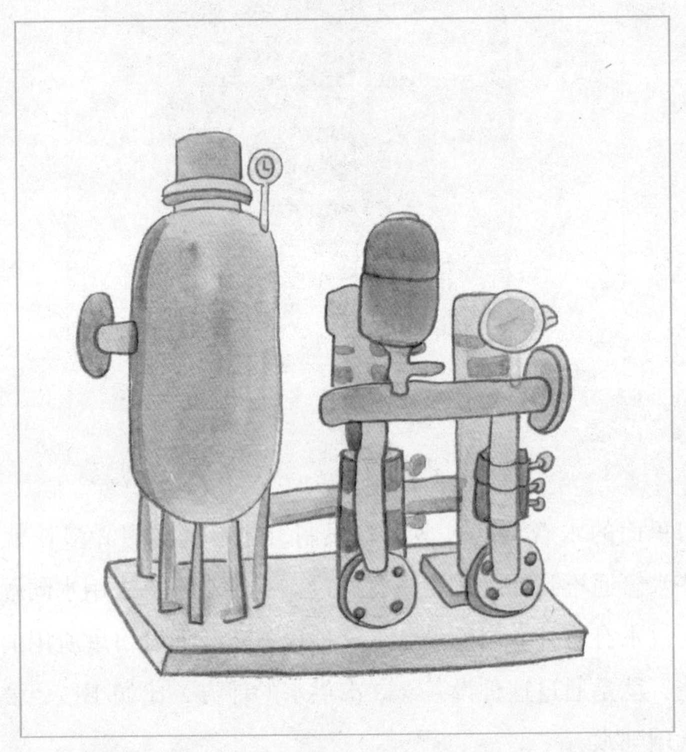

频无负压供水设备。相比传统的供水方式，这种设备要显得更智能一些，这种设备能直接和自来水管网连接，但不会对自来水管网产生任何的负面作用，是一种理想的供水设备。这种设备能通过水管的压力直接叠压，从而给用户供水，能节省很多的资源。而我们的传统供水方式根本就离不开蓄水池，蓄水池的水源一般都来自自来水管，这种水是一种有压力的水，这种水进入水池之后会变成零，会让大量的水白白地流失。

我们一般把二次供水设备安在地上面或者地下室里面。有自来水的

一些地方要是运用这种设备的话，可以调控用水高峰期的用水量，增加水的压力，能更加满足高层住户的用水需求。要是没有自来水的地方，比如一些工厂或者偏远的乡村运用这种设备也很简单，只需要接通该设备的电源和水源就可以了，虽然不及有自来水的地方，但是运用这种设备能基本满足用水量，毕竟农村的人口没有城市的人口多。

二次供水设备的运用路程是这样的：由水泵把水输送到密封的罐体中，罐体中有阀门，这些阀门能让罐体紧缩，从而增大水压。当压力达到了一定力度的时候，电接点压力表会通过控制柜使水泵自动接连，从而增加水压，当水压比外界的管网压力高的时候，水就会被输送到水管网，从而就能流到需要水的用户的家里啦。当罐体内的水压下降的时候，电接点压力表就会通过控制柜使水泵重新启动。于是，如此循环往复，这种设备就能不断地给我们供水了。

二次供水提高的水源也有安全隐患哦

二次供水设备的确为我们的生活提供了方便和帮助，比如，运用该设备能节省更多的水资源，还能节省占地面积，还能节省更多的资金等等，但是，二次供水设备为我们提供的水源就真的干净吗？请看下面，待我慢慢给你解释。

其实，二次供水提供的水并不干净，当水通过水管进入水池的时候，在这个过程中，有很多各种各样的污染物和某些有害杂质会很简单地就进入到水里面。特别是在炎热的夏天，水会很快变味，水会被严重污染，从而影响饮用者的身心健康。二次供水的污染还有一个很重要的原因，那就是装水的水箱。要是水箱选择的质量不好的话，那么它们也将会影响到水的质量。而这一切，在我们的生活中经常发生，我们经常会看到关于官员贪污腐败豆腐渣工程的报道。因此，我们的二次设备的饮用水也会很容易受到影响，在生活中，用水的时候，一定要注意饮用安全。

二次供水污染还有其他很多种原因，比如供水设备的设施有缺陷、管理方式不科学规范、没有专业的清理人员以及经费不足等各种问题。在我们的社会上，就有很多的高层小区的二次供水设备不完善也不符合

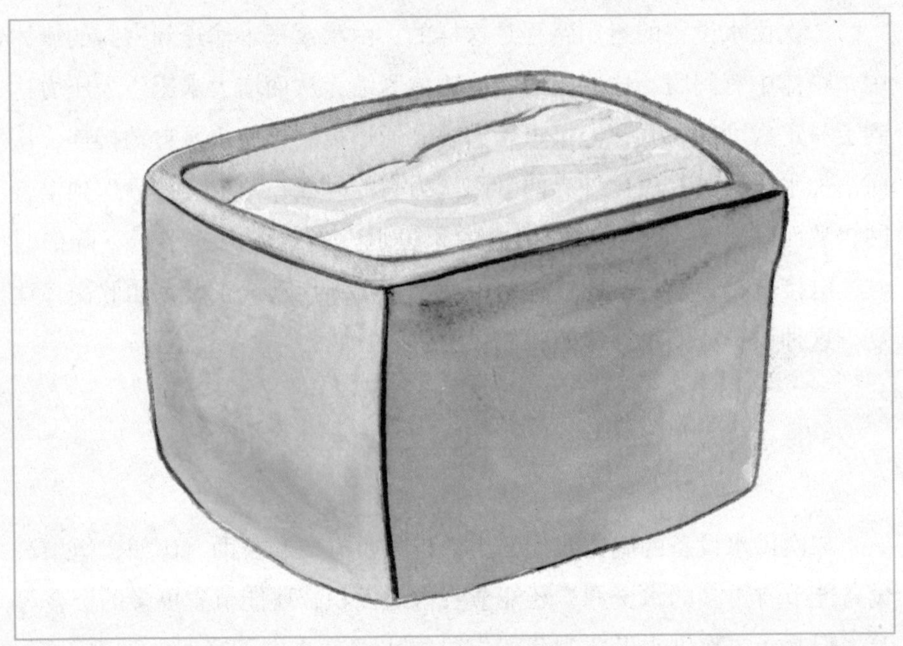

卫生条件、不安全等隐患。虽然在慢慢改善，但是还是有很多小区的二次供水设施没有消毒的设施，管理环境也很薄弱，设施覆盖的面积也大小不一，以至于各个小区的供水设施都不一样，甚至还有很多小区的物业管理公司都没有把清理供水设施这种事情放在心上，更别提什么日常管理了。另外，还因为经费不足的原因，设备的消毒以及清洗等重要的工作都无法展开，这些措施不做好，都会直接威胁到水源的卫生，影响我们的健康。

小链接

法律对二次供水的规定

二次供水关系到很多人的饮用健康，它的安全是很重要的，因此，国家对二次供水的某些地方做了很重要的法律规定，以便维护我们的健康。法律规定，只要超过12米的建筑，就必须建立二次供水设施，这些设施还不能和消防设施一起存在混用。二次供水设施必须有稳定和可靠的防污染措施，在材质方面也要优先选用无渗漏的不锈钢水箱和一些环保型的具有抗污染能力的水管，绝对禁止使用劣等的水管。水箱的水容量也必须要满足一个小区的用户至少三十个小时的用水量。

虽然有法律的明文规定，但是还是有很多黑心厂家会打擦边球，钻法律的空子，因此，监督二次供水的整个流程是每一个人的责任和义务，因为它关系到我们的生活和健康。

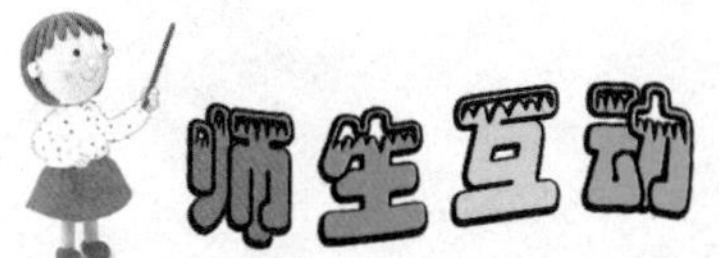

学生：老师，二次供水设备这么好，那么它是谁发明的啊？

老师：二次供水设备是湖南长沙一家叫做博永机电科技有限公司研制出来的，这是一家非常著名的公司。主要从事不锈钢负压罐的制作、研发和检测。

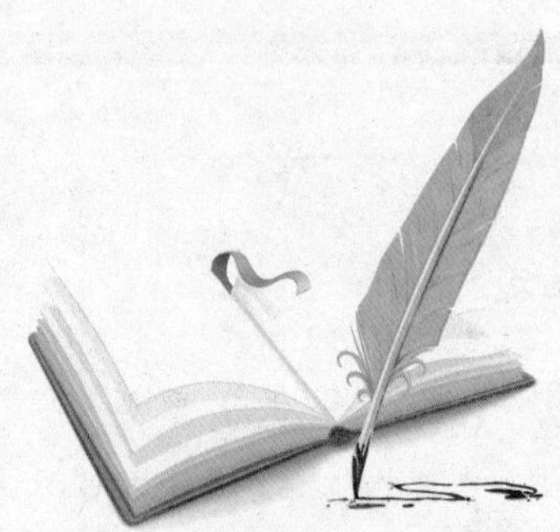

绷紧节约用水这根弦

◎智智口渴了，他去饮水机上接水喝。

◎智智因为马虎，接了一杯热水，他本来是想喝冷水的。

◎说着，智智就要把那一杯热水倒掉，准备再去接一杯冷水。

◎在一旁看报纸的爸爸马上制止智智的行为。

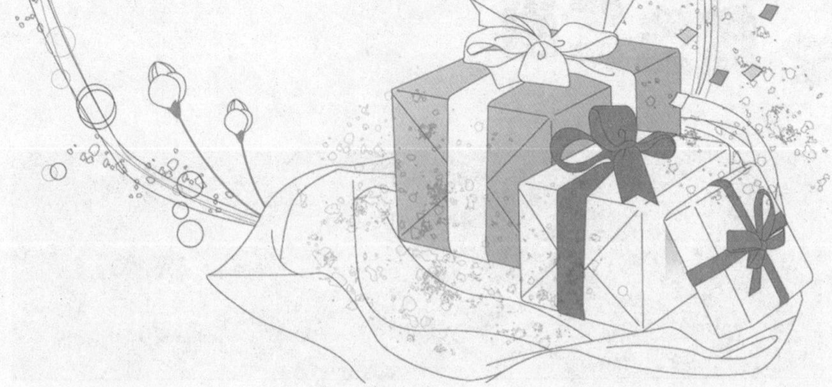

不要浪费水，水资源如此宝贵。要是怕烫，可以留着等它冷了之后再喝。
唉，我怎么接了一杯热水，太烫了，不喝。倒了吧，再接一杯冷的。

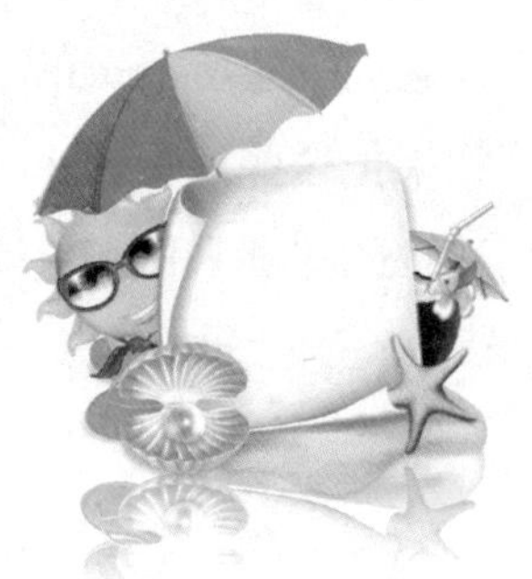

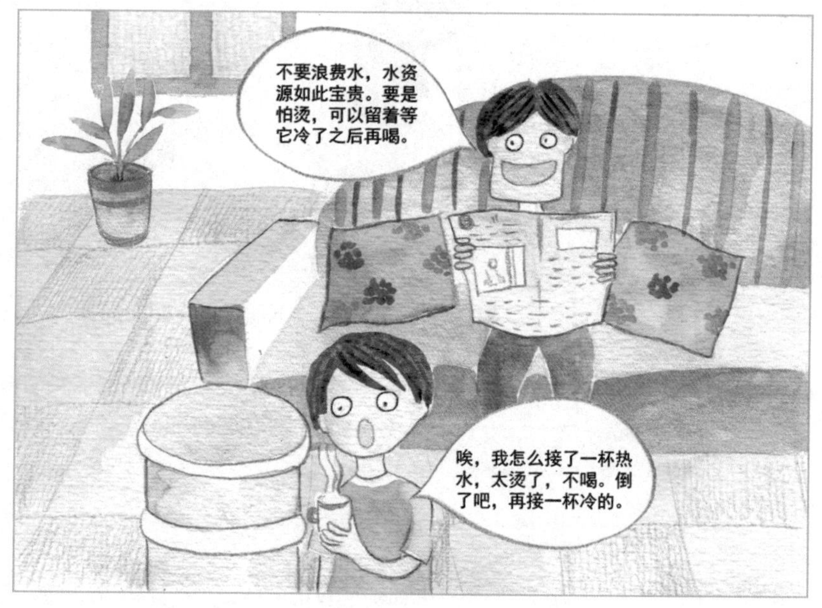

我们为什么要节约用水呢？

水的重要意义是巨大的，如果你仔细看过前面的章节的话，就一定会明白我为什么会用到“巨大”这个词。

水对我们人类重要，这个道理很多人都明白，但是真正做到的却没有几个。在我们平时的生活中，往往在不经意间，水就从我们的身边流走。假如一个城市总共有两百万只水龙头和一百三十万个马桶的话，如果这些水龙头和马桶有四分之一在漏水的话，那么，它们一年所浪费的水大概有一亿立方米之多，这可不是一个小数目，如果把这些浪费的水放到缺水贫穷的非洲的话，不知道要救活多少濒临死亡的非洲人民。

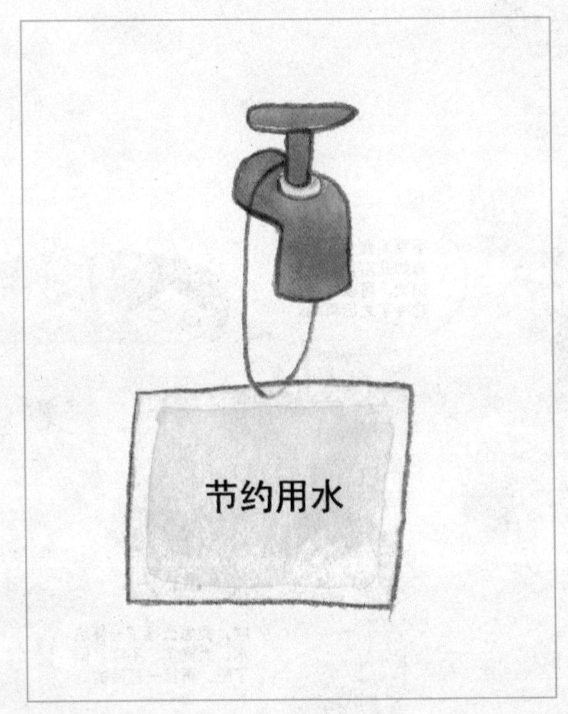

如果一个滴水的水龙头连续不断滴水的话，它一个月浪费的水大概有一到六立方米左右，而一个漏水的马桶一个月滴水不停的话，浪费的水更多，最少三立方米，最多二十五立方米。如果这些水龙头和马桶不处理，任凭它们不断流水的话，那浪费的水的数量将是巨大的，损失的数量往往会让人瞠目结舌。

浪费水的地方可不止马桶和水龙头这么简单，还有一些其他地方，这其中当属地下管道的暗漏。有很多城市的地下水管都有暗漏，不大，不会影响到平时的用水，因此就没有多少人去管它。一根管道要是不停地漏的话，一个月大概浪费的水有一万吨之多，数量如此之巨大让人不得不有罪恶感！

水资源并不是取之不尽，用之不竭的，相反，这个世界上最脆弱的资源之一就是水，然而，它又是我们维持生命的根本，无法缺少。因此，在平时的生活中，我们要节约每一滴用水。可能你会觉得一滴水微不足道，但是要是它们不停地流的话，聚集到一起，那数量可是巨大的。换句话说，节约每一滴水，就等于节约了很多很多的水。

在平时的生活中，我们应该怎么节约用水呢？

节约用水不一定非得要做多大的事情，从我们的生活细节中就能体现出来，只要你在生活中做到了以下这几点，就能节约一些水了。

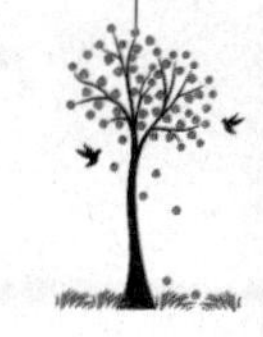

我们每天都会刷牙，每次至少都会接一杯水，而一杯水不管用没有用完，很多人都会把它给倒掉，其实完全没有必要这样，可以把剩下的水留着，用来洗刷某些东西。

洗衣服的时候最好不要把衣服分开洗，要放在一起洗，减少洗衣服的次数，这样才能节约一些水。如果衣服比较少的话，最好还是用手洗，这样才不会浪费一些不必要的水。

平时洗澡的时候不要一直把淋浴开着，搓的时候最好关了，长时间地冲洗不仅没有什么意义，相反还会浪费很多水。

洗米的水虽然已经变白不能使用了，但是也不要倒了，可以留下来冲厕所，或者留着洗碗，用洗米水洗碗的话能够很快把碗上的油污洗掉，比洗涤剂的速度还要快。洗碗的时候也要注意，为了节约水可以先用纸巾把餐盘上的油污擦掉，这样浪费的水就会很少了。

节约用水很重要，在平时，你可能会无视一小滴水，但是你可不要小看这一滴水。要是一个水龙头不停滴水的话，一个小时的时间，可能

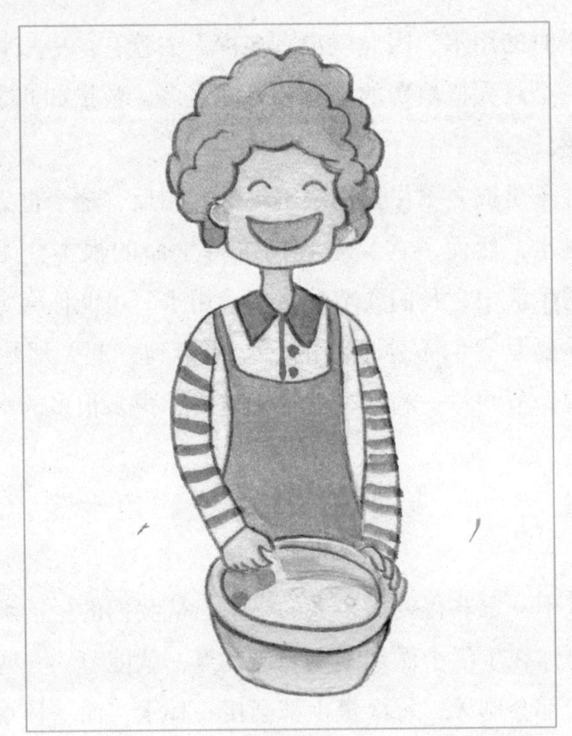

就会流失 3.6 公斤左右的水，这样下来，一个月就有两吨多的水被白白流失。由此可以看出，是不能浪费水的，节约用水要从生活中做起。那么，从现在开始，行动吧！

地球真的很渴了！

水资源越来越少，世界上水资源匮乏的城市和国家有很多很多。其中，马耳他是这个世界上缺水最严重的国家。在这个国家，每个人一年的用水量平均只有 82 立方米。不过，随着人口的增减和政局的变动，马耳他的位置可能会被取代。取而代之的就是利比亚，到了 2050 年的时候，利比亚的人口将会暴增，利比亚也会从世界上第四大缺水的国家跃升至第一，因为那个时候，利比亚整个国家的人民一年的平均用水量大概只有31立方米。而人口数量一直都在变动的马耳他的名次又会下降，因为那个时候他们国家的人均饮水量是68立方米，比利比亚的人均用水量要高。

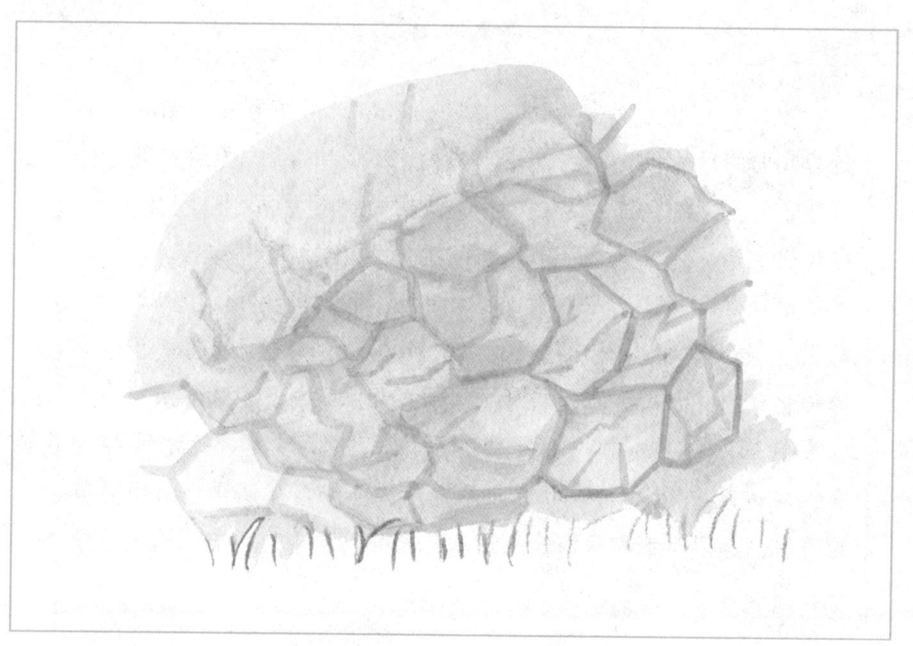

不过，这只是理论估计，真到了2050年，谁又会明白那个时候世界会是一个什么样子？如果人类不收敛继续破坏资源的话，那时候的水资源又会剩多少？这些，都是现在的我们无法看清的，我们唯一能做的，就是从身边做起，节约这些可贵无法再生的资源。

在我们国家，缺水的城市也有很多。据统计，在我们国家669座城市中就有400座城市供水不足，在这400多座城市中又有100多座城市严重缺水，缺水最严重的城市是北京、天津、青岛和大连等城市。

我们不得不承认，水资源的缺乏已经成为了一个全球性的危机，已经严重威胁到了我们的生命和生活。

我们的地球真的已经很渴了！我们唯一能做的止渴方式就是节约用水！

小链接

世界水日

水危机已经是一个无法被掩盖的事实，很多有良心的人士开始为我们的世界担忧。在很早以前的1977年，联合国组织就专门召开了关于水的会议，在会议上，他们向世界发出了悲观的声音：在我们生活的地球上，除了石油危机之外，还有一个更大的危机，就是水危机。为了让人们都能节约用水，联合国决定，将每年的3月22日定为“世界水日”，当到了这一天的时候，人们就开始宣传和教育，以此来提高人们对保护水资源的意识。

但是，真正的保护水资源不是在世界水日这一天才做些什么，应该从平时的生活中做起。之所以会一直强调在生活中要节约用水，是因为水和我们的生活息息相关，在生活中节约用水才是最实际最有效的方法。要有一个意识：每天都是世界水日。

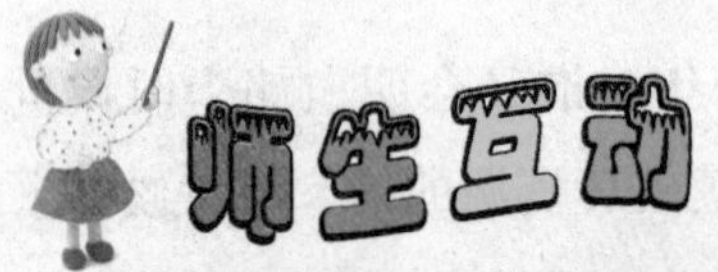

学生：节约用水是不是少用水？

老师：很多人都会觉得，节约用水的意思是少用或者有限制地用水，其实不是这样的。节约用水的真正含义是合理地用水、不要浪费水源。如今，很多地方的用水都因为技术和方法的升级和创新节约了很多的水，比如农业方面运用可靠的技术减少了10%～50%的需水，城市也减少30%的需水。虽然减少了，但是完全不会影响国家的经济和人们的生活。

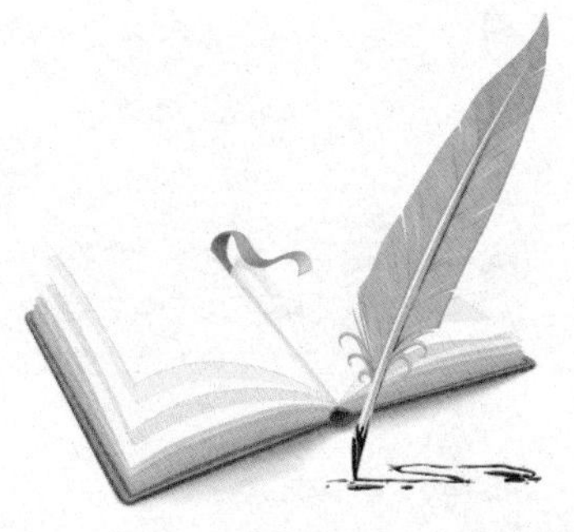

你的身体渴了，你知道吗

◎一天，智智放学回家，第一件事就是扔下书包跑去喝水。

◎妈妈走过来告诉智智，不要等口渴时再喝水。

◎智智好奇地问妈妈：身体缺水会有哪些危害呢？

◎妈妈耐心地给智智讲了身体缺水的严重后果。

口渴时身体已经极
度缺水，不要等口
渴时再喝水。
你知道身体“缺
水”危害有多严
重吗？
渴死了，
渴死了。

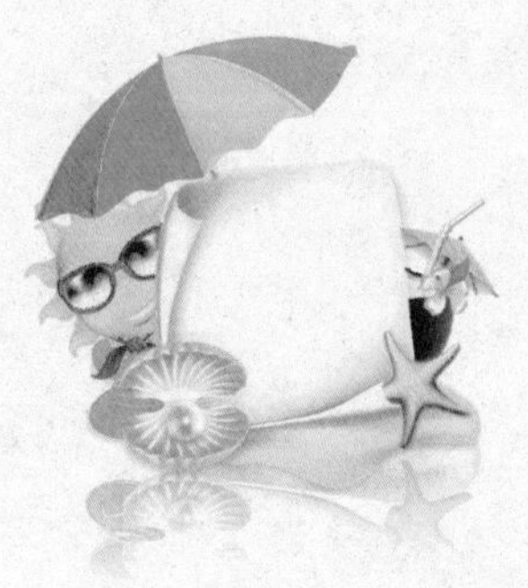

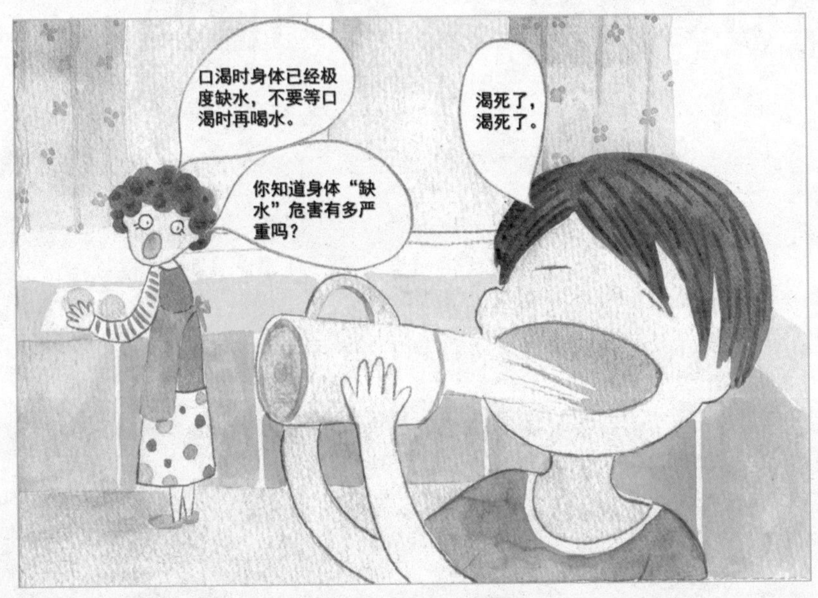

身体缺水的九大信号

水和我们的生命息息相关，如果没有水，生命将不复存在。一般说来成人体内的水分含量占据了70%，而婴幼儿甚至高达80～90%。水相当于我们人体的“运输大队长”，它负责往身体内输送养分，帮助排除废物。据了解，成人每天要喝3升左右的水，如果人体失水超过10%以上的话，这时候人的正常生理功能就会发生紊乱；而当失水超过20%，就会面临死亡的威胁，就像土地缺水会干涸，庄稼会死一样。那么，我们怎么知道身体缺水呢？在身体缺水时它会发出什么“求救”信号呢？

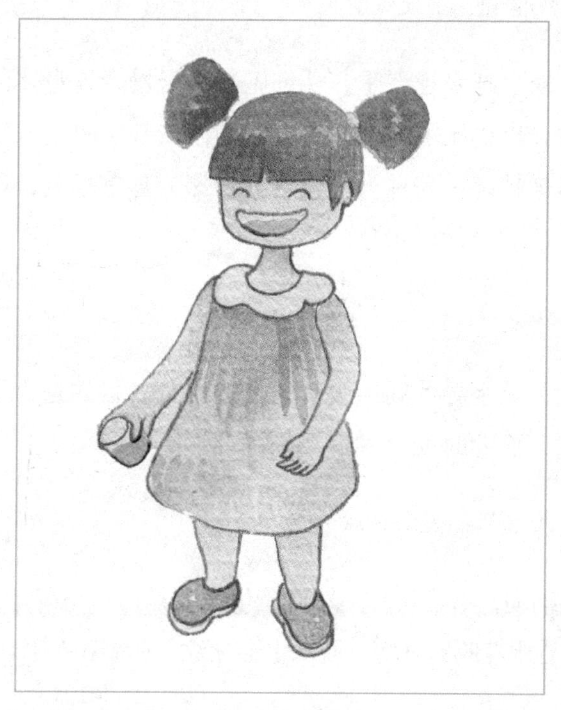

第一个求救信号：口干舌燥

身体缺水向我们发出的第一个信号就是口渴。它是人体水分失衡后，细胞脱水已经到了一定程度时，向大脑的中枢神经发出要求“补水”的一种求救信号。口渴时再喝水，也就等于泥土在发生龟裂时再进行灌溉，不利于身体健康。我们人体在摄水不足的情况下，身体内部会自己通过慢慢调节，达到身体水分的平衡。也就是给我们一段时间补充水分，在这段时间时，我们通常感觉不到口渴。但当我们身体出现口渴现象时，就表示体内已经严重“水荒”，缺水已经使我们的身体新陈代谢和补偿功能失去了平衡，所以才会出现脱水会导致口干和舌头轻微肿胀，也就是我们通所说的“口干舌燥”。最好的预防办法就是，保持经常喝水的好习惯，尤其是夏天一定要警惕脱水现象的发生。

第二个求救信号：小便深黄色

随着身体缺水越来越严重，从细胞缺水慢慢牵连身体的各个组织也会缺水，此时会出血压下降，肾脏会浓缩尿液甚至阻止尿液的产生，尿液的浓度会越来越高，表现为颜色逐渐加深，越来越黄，最严重的时候会表现为深黄色甚至是琥珀色。

第三个求救信号：便秘

身体会因为缺水导致肠道吸收过量的水分，目的是为了补充体液正常的新陈代谢，而此时就会发生严重的便秘。

第四个求救信号：头晕目眩

许多人会纳闷，不是只有突然血流量或者是血压下降才会出现，快速站起来发生头昏眼花吗？其实，脱水也会导致人迷糊和头晕现象的发生。

第五个求救信号：皮肤缺少弹性

这个很好理解，皮肤作为人体最大的组织，如果一旦缺水表现就会十分明显，所以很多医生就会通过“挤捏试验”快速检查患者皮肤是不是缺少弹性，用来诊断病人是否脱水。

另外还有包括疲惫、心悸以及没有眼泪、肌肉痉挛在内的九大皮肤缺水现象，都是身体出现脱水时的典型求救信号，大家一定要引起警觉，不要等到出现严重后果时才想到喝水，这样可就晚了啊！

人体缺水的严重后果

不要小看人体缺水，它会对我们的身体健康造成十分严重的后果。我们下面有一组关于人体缺水的数据，相信大家看了就会知道，水对我们人体的重要。

我们人体的水只要流失2%时，就会明显出现口渴、尿少及尿钾丢失量增加。

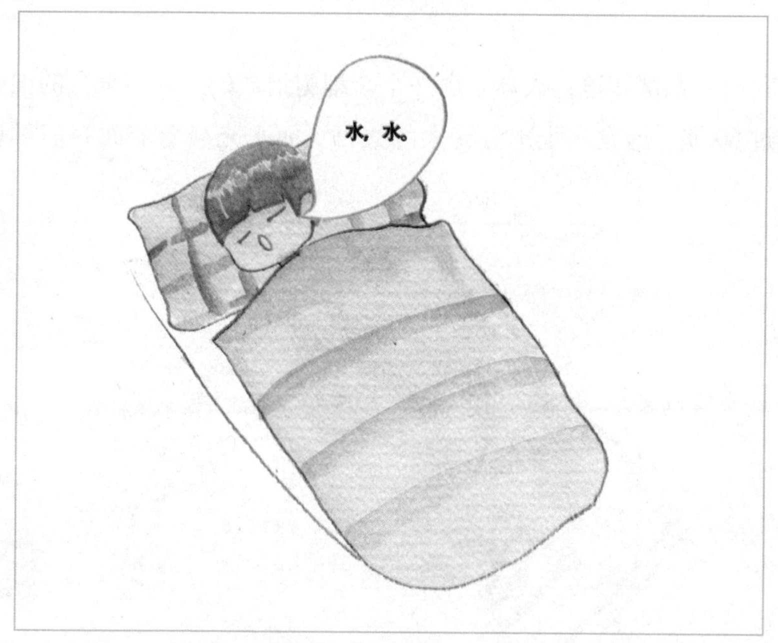

当水分流失4%左右的时候，身体实际上已经出现了中度脱水的情况，这时候我们不但会出现严重的口渴，还会皮肤起皱、心跳速度加快，出现发烧以及疲劳的情况；

而当我们人体的水分缺失6%～8%时，这时候就非常危险，人体会表现呼吸的频率加快、急促，无尿以及血容量减少，恶心、没有任何食欲，进而产生易怒以及抽筋等现象。

当身体严重脱水，缺失 10% 时，此时的身体各个器官和组织都会受到损伤，像心脑血管、呼吸以及体温调节系统等等全面告急。这时候会表现为烦躁、眼球内陷，体温升高、脉搏微弱，血压下降，脸色苍白以及皮肤失去弹性，四肢冰冷，头痛、眩晕以及行走困难等。

如果人体水分缺失 15% ~20% 时，就会出现幻觉、虚脱、昏迷，直至死亡。

那么，为什么人体缺水会带来如此严重的后果呢？

我们大家都知道，人体是由一个个细胞组成的，人体全身的细胞总数超过 60 兆，这是一个十分庞大的数目。而水充当着前面我们讲过的

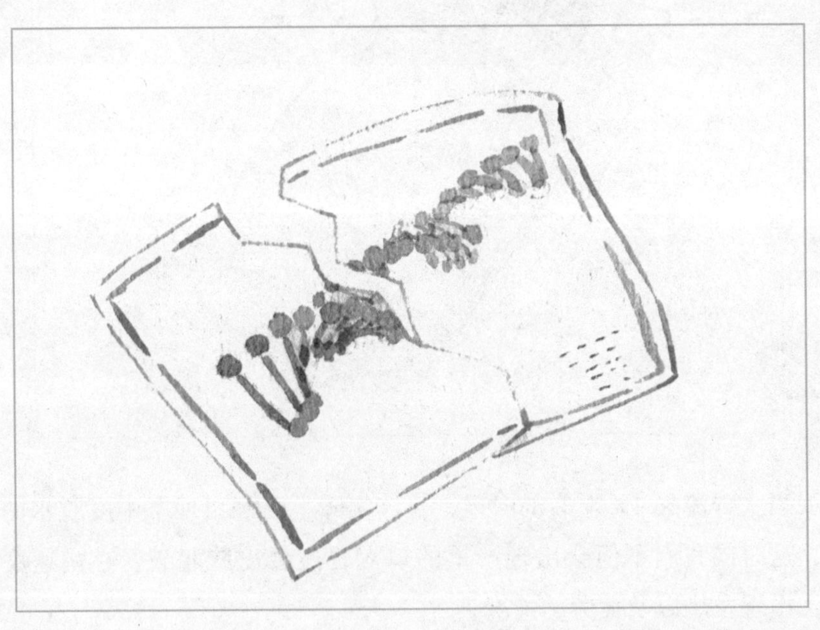

“运输大队长”，只有在水的作用下，人体才能通过水这个媒介，维持正常的新陈代谢，及时把养分输送到人体，把垃圾运出代谢出体外。人

体每天最低需要大约500ML的水分，如果完全不摄入水分，为了保证正常的排泄，那么人体就会从体内各部分收集，它会向内部的各个器官，像肾脏、肠道等进行索取。随着细胞内的水分越来越少，那么细胞增生必须信赖的DNA（脱氧核糖核酸）的代谢就会受到影响，水作为这个双螺旋结构支架的重要组成部分，当缺水达到20%时，巨大的DNA双螺旋结构就会彻底解体，一旦它出现解体，生命就会终止。这回我们大家明白了吧，缺水带给人的生命威胁甚至超过饥饿，尤其是人在疲劳或者是生病受伤时，首先需要的就是水。关键时刻的一口水，可能会救活人的一条命。

小链接

水在人体的作用

是溶解消化作用：消化液中水的含量高达92%以上，食物依靠消化器官进行分泌和消化吸收。

参与代谢和运输：人体的血液中82%都是水，水参与了人体的营养的吸收和代谢，维持物质及能量的转化和平衡。

调节体温的作用：当环境温度升高时，人体会以出汗的方式散发热，达到体温平衡。

润滑滋润的功能：水还是人体器官和关节腔的润滑剂，充足的水可以使细胞永远处于湿润的状态，起到减少摩擦的作用。

稀释排毒的作用：水有很好的溶解和稀释的作用，它能帮助肾脏将代谢的毒素及时排出，并且得到稀释，还可以降低血粘度。

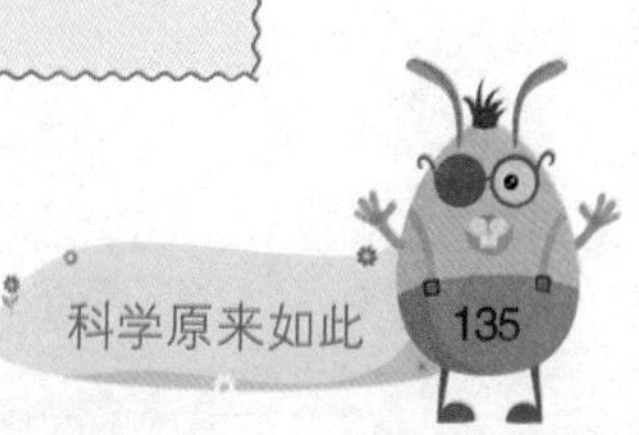

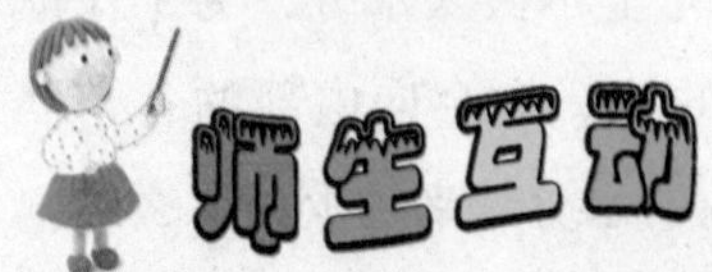

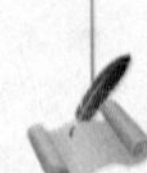

同学：老师，原来缺水这么可怕啊？那么您能告诉我们水在人体的比重有多大吗？

老师：构成人体大致的组成成分为：蛋白质占17%，脂肪占14%，碳水化合物占1.5%，钙等矿物质占6%，其余61.5%均为水，也就是水占据人体三分之二的比重。如果按一个人每天喝1.5～2升水，一个人如果活到60岁，他一生饮用的水就超过50吨。

同学：原来是这样啊！太神奇了！

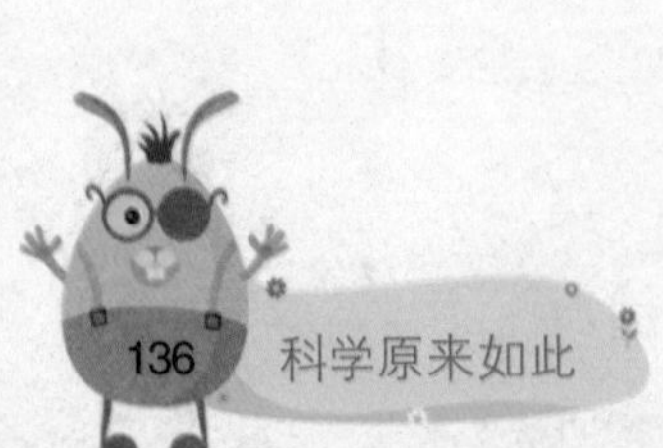

你知道水有“软硬”之分吗

◎智智和爸爸妈妈一起吃晚饭。刚吃了一口饭，智智就发现了问题。

◎妈妈说水有可能放少了，所以才这样硬。

◎智智问爸爸，饭有软硬之分，那么我们喝的水也分软硬吗？

◎爸爸看到智智能举一反三，就很开心地给他讲软水与硬水的区别。

这水的学问很多，
软水与硬水有巨大
的差别。
今天的饭有
点夹生，太
硬了。
水放少了，所
以才硬了些。
水有软硬
之分吗？

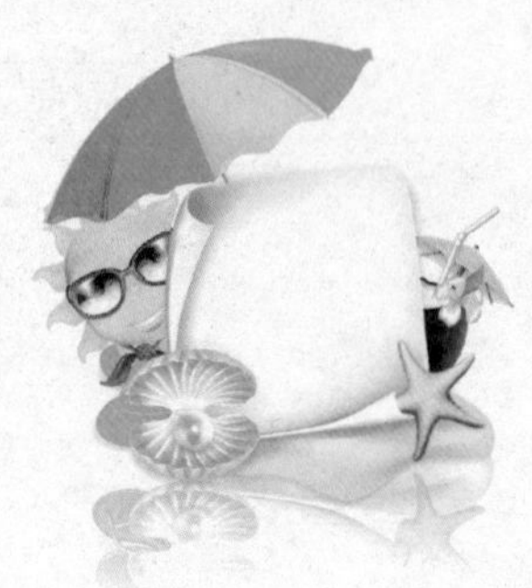

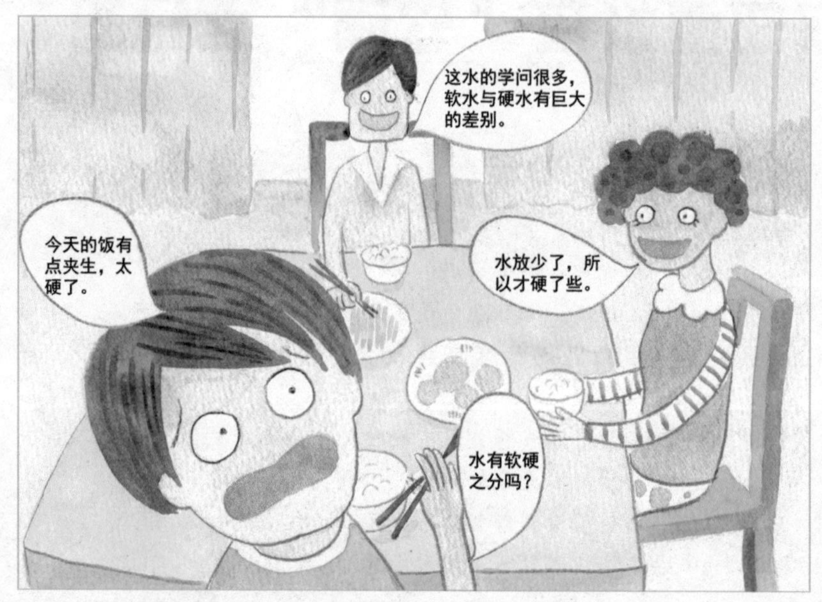

硬水很“硬”吗？

在日常生活中，我们会发现：如果水壶用的时间比较久的话，内壁就会有一层又白又硬的东西，也就是我们常说的“水垢”。形成水垢的原因很简单：自来水里含有大量的无机盐类物质，比如：钙、镁等等，在常温状态下，它们是溶于水的。但是在加热过程中，水的温度升高，随之钙、镁等无机盐的溶解度变小，就会结成晶体，沉积在壶底然后成了水垢。

一般情况下，我们用“硬度”指标来衡量水中钙和镁离子的含量：硬度为1度就相当于每升水含有10毫克的氧化钙，这样以此类推，低于8度，也就是1升水，低于80毫克氧化钙，被称为软水；而高于17度，就被我们称为硬水；介入8～17度之间的我们称之为中度硬水。

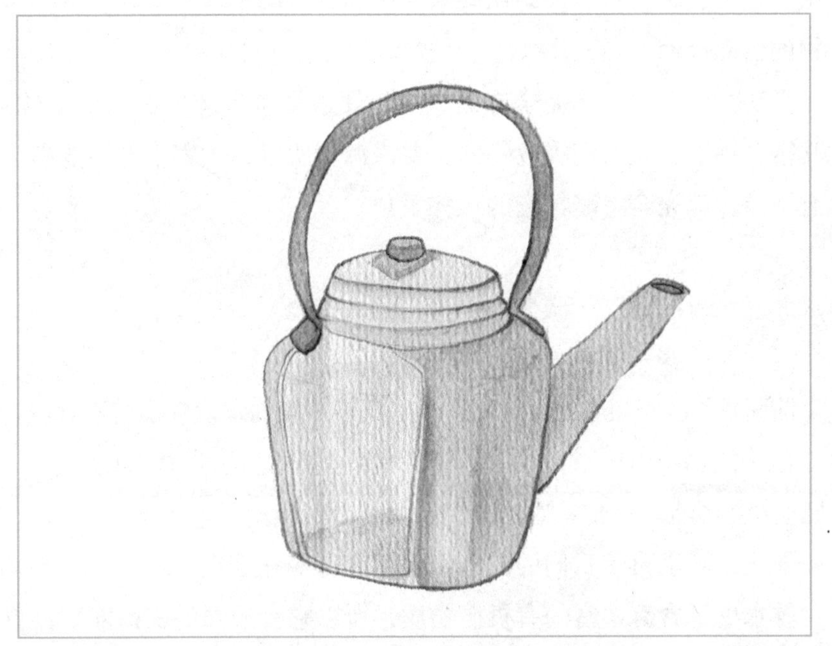

在大自然中，大部分雨、雪水都是软水，然而像泉水、深井水、海水、江水等多为硬水。

硬水是如何产生的呢？大家不要一听到硬水，就认为这种水不健康。其实，硬水也就是水中含有的矿物质成分比较多而已，它并不会直接影响到身体健康。当然，有可能会给生活带来一些小麻烦而已。

顺便让我们一起了解一下，硬水几个常见的“坏处”：

硬水和肥皂会发生反应，产生一种不溶性的沉淀，降低洗涤的效果；

在工业上，会由于硬水中的钙盐沉淀造成锅垢，妨碍热传导，影响效率，甚至会引起锅炉的爆炸等严重后果。所以，要随时进行水垢清除，以除掉潜在隐患。

硬水还会引起身体“水土不服”，造成肠胃功能的紊乱，以及心脑血管类的疾病的发生。

同时，硬水还会使衣服变硬、染色，用硬水洗头，会令头发干燥、打结，让人很不喜欢。如果用硬水煮饭和菜，会不容易煮熟，从而破坏食物的营养价值。

其实，硬水也并不完全都是缺点，硬水富含人体所必需的矿物质，尤其富含钙质，是人们吸收钙的主要来源。所以，大家千万不能因为硬水有缺点，就完全忽略掉它的优势了！

“软水”到底有多软？

前面我们已经知道，软水就是硬度低于 8 度的水。它是指不含或者较少含有可溶性钙、镁化合物的水。与我们之前说过的硬水刚好相反，不易于肥皂产生浮渣。一般天然的软水指的是江水、河水和淡水湖的水。

那么，软水对于我们的健康和生活有哪些好处呢？

软水由于含有丰富的有机矿物质，所以它有较强的去污能力，只需很少的量就能达到彻底清洁的作用。像卸妆膏，还有沐浴乳等，可以帮助皮肤清洁的同时，还能够保持肌肤的弹性，不发生皮肤干燥。常用软水洗手和洁面，还能使皮肤越来越有光泽，也更柔软。

清洁厨房节约环保：软水可以减少洗涤剂的使用量 50% 以上，而且清洁过的餐具和瓷器光洁如新，不会有任何水渍，减少清洁的时间。

拒绝水垢保证畅通：前面我们讲到硬水很容易产生水垢，会造成机器发黄堵塞，而用软水则不会发生这种情况，能够大大延长电器的使用。

洗衣洁净如新：软水洗过的衣服，柔软洁净，色泽如新，可以减少

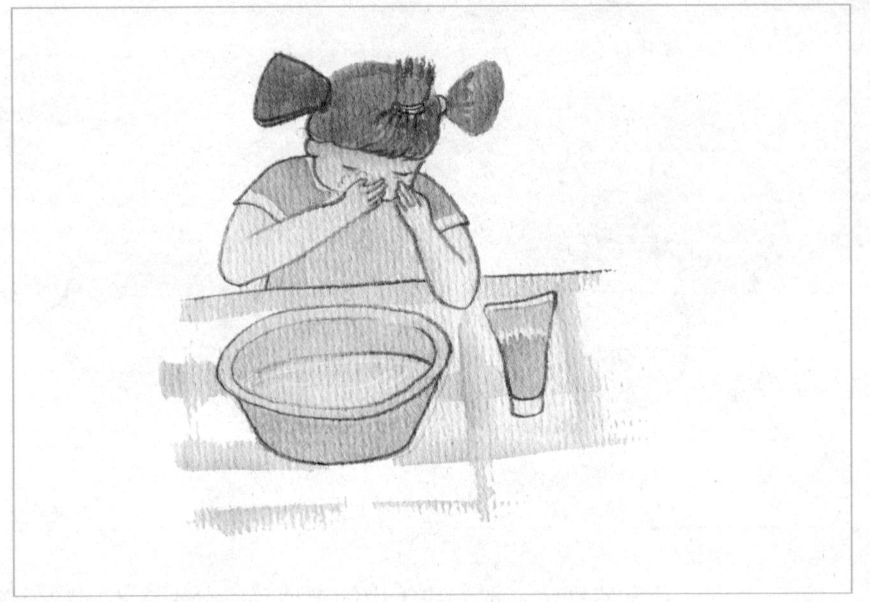

55%的洗衣粉使用量，还会使洗衣机的寿命延长一倍以上。

总而言之，软水对于各行各业的用处不小，像电子电力行业、冶金行业、医药化工行业、食品行业中，它都有用武之地。采暖、供热、供气如果使用软水，还可以缓解锅炉结垢等情况发生。另外，软水还能有效地抑制真菌的产生，促进细胞组织再生等作用。

我们该如何鉴别软硬水呢？

第一个方法肥皂鉴别法：取两只烧杯及等量水样。向两只烧杯中滴入同等的肥皂水，泡沫越多，浮渣少的为软水；如果泡沫少，浮渣多的则为硬水。

第二个水垢鉴别法：这种方法我们之前也讲过，水就是用烧杯加热，如是要加热后杯壁留下的水垢和杂质越多，水的硬度就越大，反之则为软水。

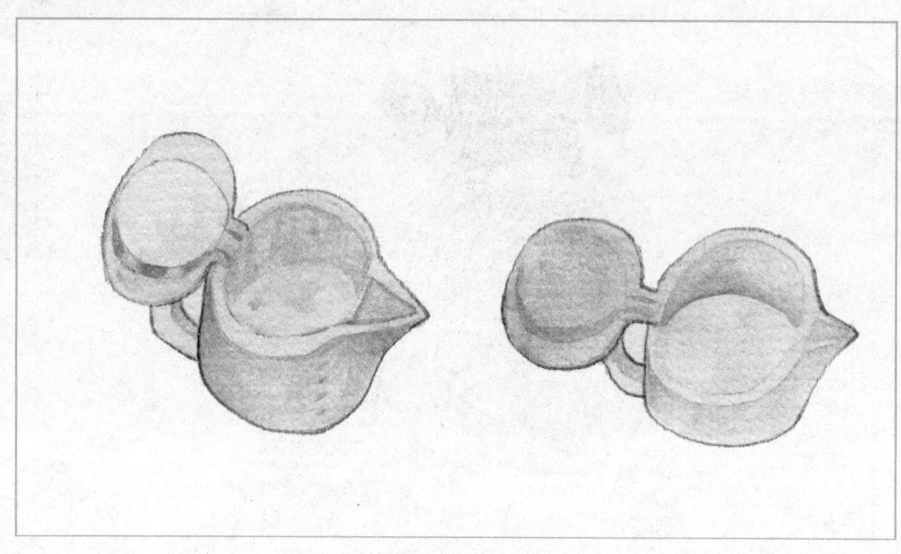

第三个方法蒸发鉴别法：取一块干燥的玻璃片，分别在不同的位置滴入相等的水样，放在阳光充足的地方晒，待两种不同水样完全蒸发以后，残留物多的为硬水，反之则为软水。

硬水软化的方法都有哪些呢？最简单的方法莫过于煮沸，另外还有像软水剂，离子交换法，电渗析法、磁化法等等。

小链接

沏茶用软水还是硬水呢？

沏茶讲究很多，选择哪种水很是关键。水的好坏关系着茶的色、香和味，人们沏茶应该选择软水还是硬水哪种水呢？由于软水中镁钙的含量少，味道会比较柔和，所以比硬水更适于沏茶。而且，硬水的钙镁含量多，矿物质的味道比较重，往往沏出的茶，口感厚重偏涩。

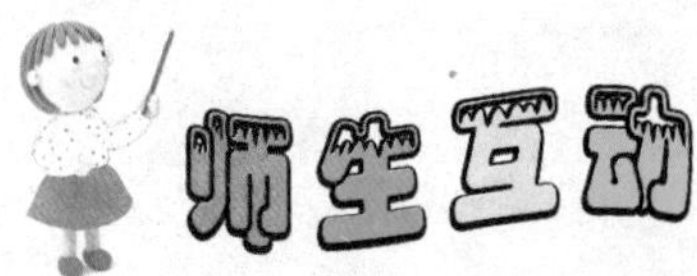

师生互动

同学：老师我们知道软水和硬水区别很大，那么，我们生活中是喝软水好还是硬水好呢？

老师：这个问题提得好，其实长期喝软水，会造成钙、镁离子缺乏，需要我们通过其他方法还补充。但长期喝硬水，还会诱发肾结石等。我国饮用水的标准是硬度不能超过 25 度，最适宜的饮用水为 8 ~ 18 度，也就属于轻度或者中度硬水。

同学：谢谢老师，这回我们明白了！

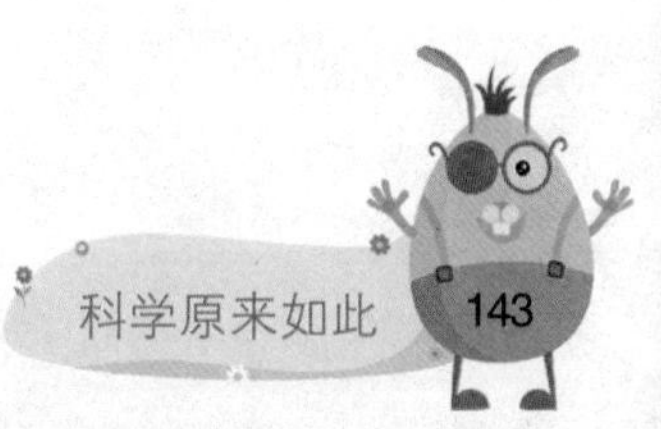

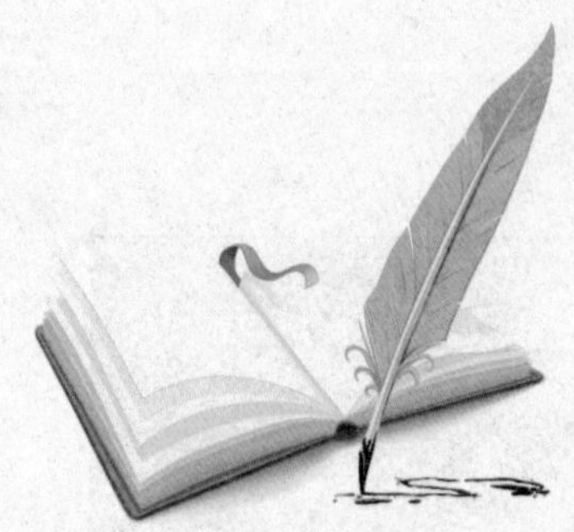

什么水是健康的水

◎周末，智智和妈妈一起在电视机前看新闻。

◎智智问妈妈："妈妈我们知道污水是坏水，那么，什么水是健康的水呢?"

◎妈妈耐心地给智智讲解，健康的水是有标准的。

◎智智终于明白了，健康的水原来对人有这么大的帮助呢!

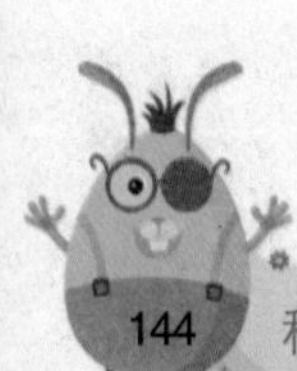

水污染情况日益严重，
威胁人类的健康。
妈妈我们知道污水是坏水，那么，什么水是健康的水呢？
健康的水是要经过“体检”达标的。

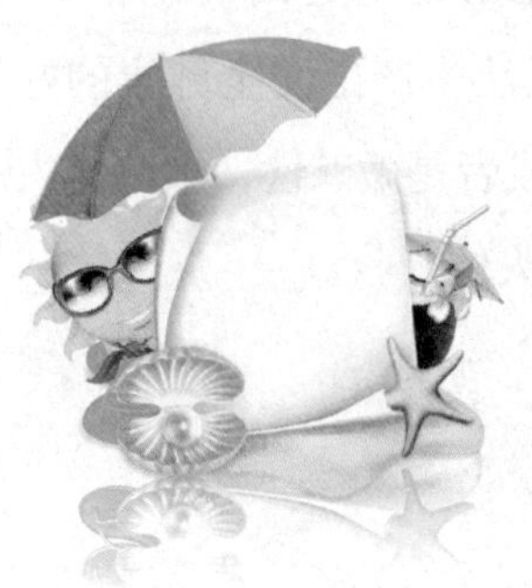

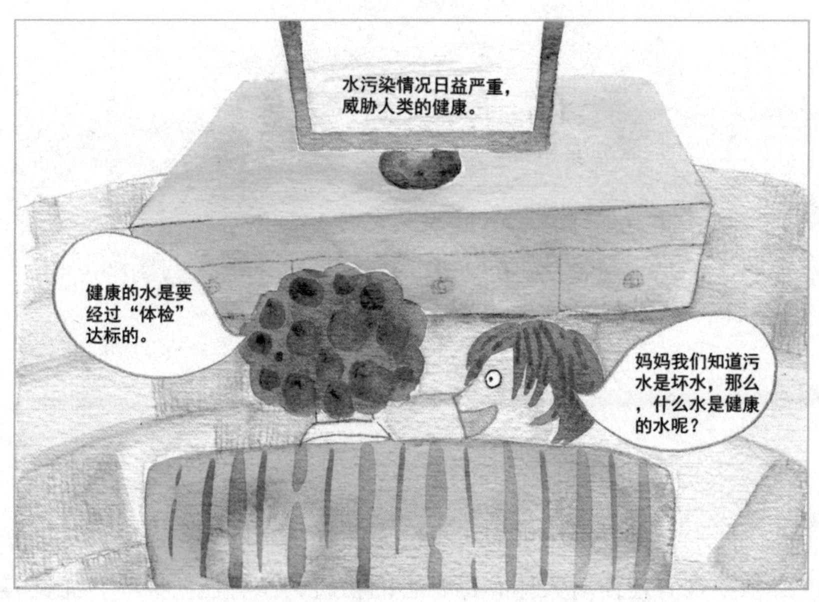

健康水的由来

现如今，我们非常关注食品的卫生安全，却很少有人会在意我们膳食最基础的，也是我们生命最根本的水的安全。水维系着我们的一生，那么，什么样的水才是安全的水，健康的水？

有专家告诉我们，真正符合健康的好水要求，要具备以下3个条件：

首先，水源地必须纯净，没有任何污染。如果在水源地附近出现化工厂、化肥厂等，均是潜在的污染源，这些水源地显然无法生产出安全健康的好水；其次，富含有益的矿物质，一般 PH 值呈中性或者是微碱性，维持体内酸碱平衡；最后，好水必须有活力，小分子更易于人体吸收。

在国际上，世界卫生组织对于健康的好水有以下 7 点硬性指标：

必须不含有任何对人体有毒有害的物质，没有任何异味，尤其是水中不能有重金属及有机污染物。

水的硬度适度。在前面我们讲过水的软硬度，过软或者过硬对身体都不好，只有选择中硬度水（硬度在 8 – 17 之间）才是最适宜人饮用的水。

PH 值呈弱碱性，这与之前我们提到的三个条件中的第二点吻和，PH 值在 7.1 – 8.5 之间即可。

水中要含有一些对身体有益的微量元素，像钙、镁等含量适中。一般情况下，一升水中溶解性总固体在 300 毫克左右为宜。

水分子团小。水分子团越大越不利于人体的吸收，相反，小分子团吸收效果好。

水中溶解氧含量适中。我们所饮用的水中的氧气 30 秒中可以到达血液，1 分钟到达大脑，10 分钟到达皮肤，20 分钟到达肝脏、心脏和肾！

水的溶解力、渗透力、扩散力、氧化力以及洗净力和代谢能力都要强，这样才能符合真正的健康水。

只有同时具备以上 3 大条件，7 大标准，才可以算得上是真正意义的好水。简单来讲，就是喝水有“三宜三不宜”：宜喝弱碱性水，不宜喝偏酸性的水；宜喝小分子团水，不宜喝大分子团水；宜喝中硬度水，不宜喝软水或者硬度过高的水。

弱碱性水犹如雾里看花

前面我们提到了弱碱性水，那么什么是弱碱水，它又有哪些好处呢？普通的水一般是 PH 值等于 7 的水，根据电解后把水分离成氧化水和还原水，这时候如果 PH 值小于 7 则是酸性水，而 PH 值大于 7 则是碱性水。弱碱性水就是指 PH 值为 7 ~ 8.5 之间为弱碱性水。所以，碱性水不能错误地理解为简单的加了一些碱性的物质。

弱碱性水对人体的好处很多，医学上将一些人列为酸性体质的人，这些人往往会感觉身体乏力，记忆力减退，注意力不集中，去医院检查还查不出具体的毛病。如果放任不管，则会由亚健康转变为疾病，引发更严重的后果。有专家说，单纯靠药物并不能很好地解决这种酸性体质，反倒是从饮用水入手，多喝些弱碱性水就可以尽量改善酸性体质。

那么，事实是不是这样呢？也有一些专家提出了不同的意见：他们表示这种喝弱碱性水改善酸性体质的提法并不科学，因为人体是一个大的“化工厂”，它对任何物质都有缓冲的作用，一些实验也证实，碱性水进入

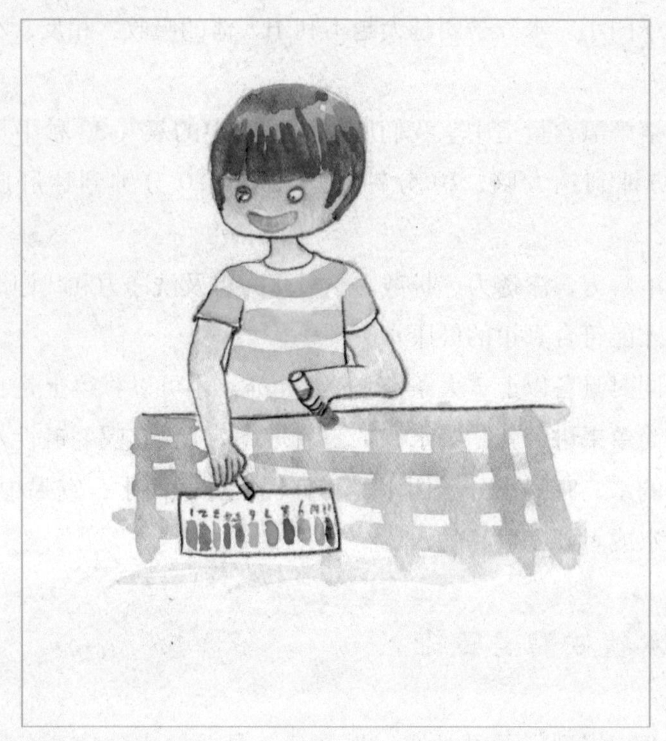

人体后并不能明显改善人体的酸性环境，不会影响 PH 值的改变。

弱碱性水从开始至今，争论一直未曾停止，行外人看弱碱性水，就犹如雾里看花，看不清楚。所以，不管是概念也好，还是事实也罢，只要是安全无毒，喝喝也无妨。

好水是药，坏水是毒

水的健康与人的健康 息息相关的，要想不生病，拥有健康生活，首先要保证水的绝对健康。正所谓“好水等于健康”，这话一点不假。有人说，好水就等于好药，危急时刻能救命。

李时珍记录了华佗冷水治病的故事：有一个妇女患热病，求华佗医治。华佗让她坐石槽中，浇以冷水。时当冬月，浇到七十次，病人冷颤

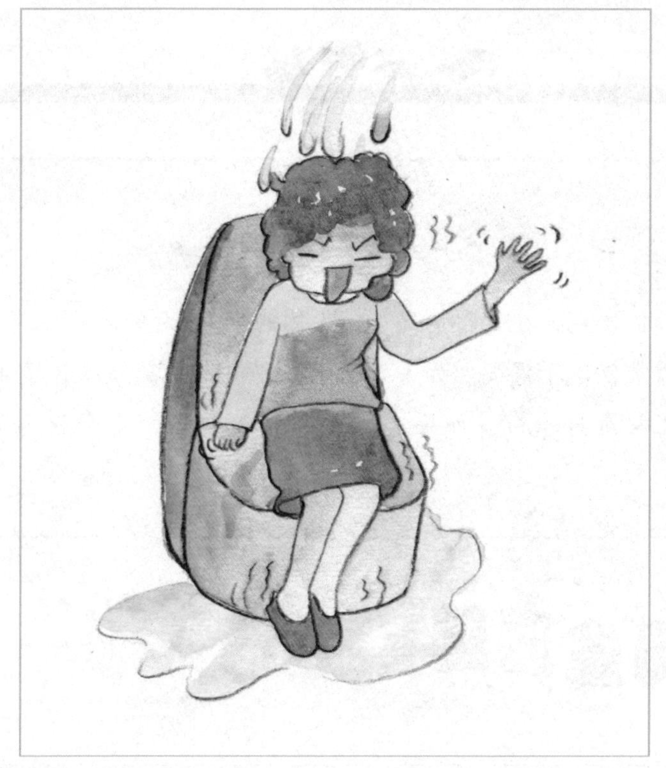

不止，几乎冻死，浇到八十次，病人全身热气蒸出。浇满一百次，扶出，擦干，用厚被盖着静卧，过一阵，出了一通汗，病就好了。

从现在的生理学看，都是可以理解的，但我们却不敢这样做。主要原因是我们对于病症没有正确的判断，因而缺乏坚定的信心。而且我们也不是华佗，也并不知道那个妇女患的具体病症。但是在李时珍的《本草纲目》里却记载着汲水的好处，具有性质温和，无毒的特点。

好水可以治病救命，坏水却犹如穿肠毒药。我们一定要避免喝被污染的水，如气味、颜色有杂质，这样的水一定要避免。喝自来水时，也一定要烧开了再喝。

一旦喝了被污染的有毒水，它会对身体造成无法估计的后果，许多人会因此患上癌症等重大疾病，所以小朋友们一定要小心！

小链接

人体内的水代谢周期

我们发现，在正常情况下，人体的水 18 天更换一次，人对水的需求仅次于氧气。如果只喝水，即使人的身体减轻了 40% 也能正常维持生命，如果人要缺失 15% 的水，生命就会面临危险。

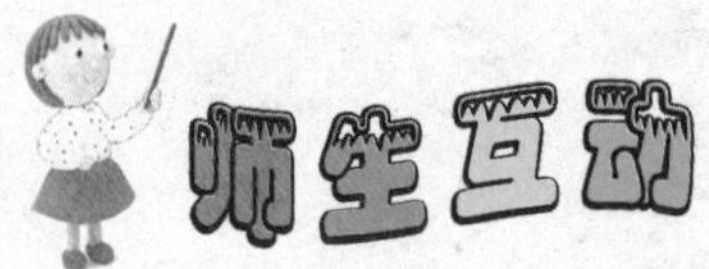

师生互动

同学：老师，您之前和我们讲过水的小分子团，这是怎么回事呢？

老师：一般健康的水拥有六小分子团，也就是像雪花一样呈六角形的晶体。一般我们日常生活中，只有在雪水和水果以及蔬菜里以及深井和纯净的小溪里才会发现六角形结构的水。

同学：老师我们明白了，我们一定要多吃水果和蔬菜，因为这里面有健康的水！

老师：同学们说得很对！

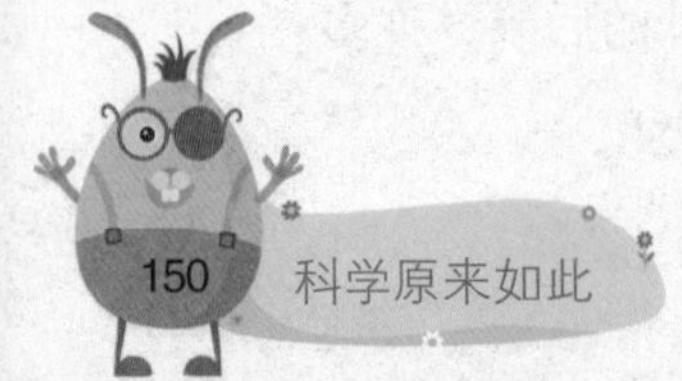

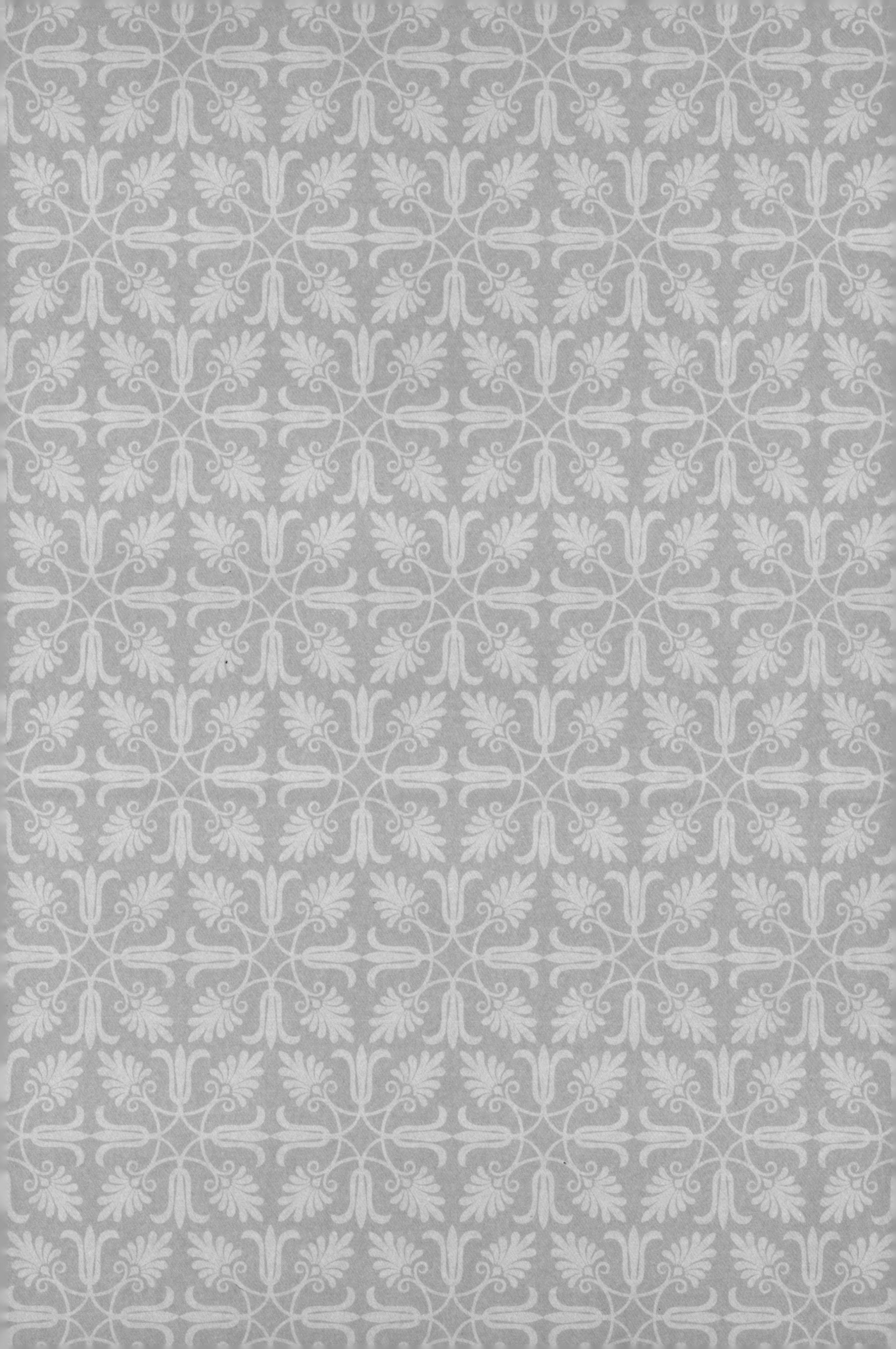

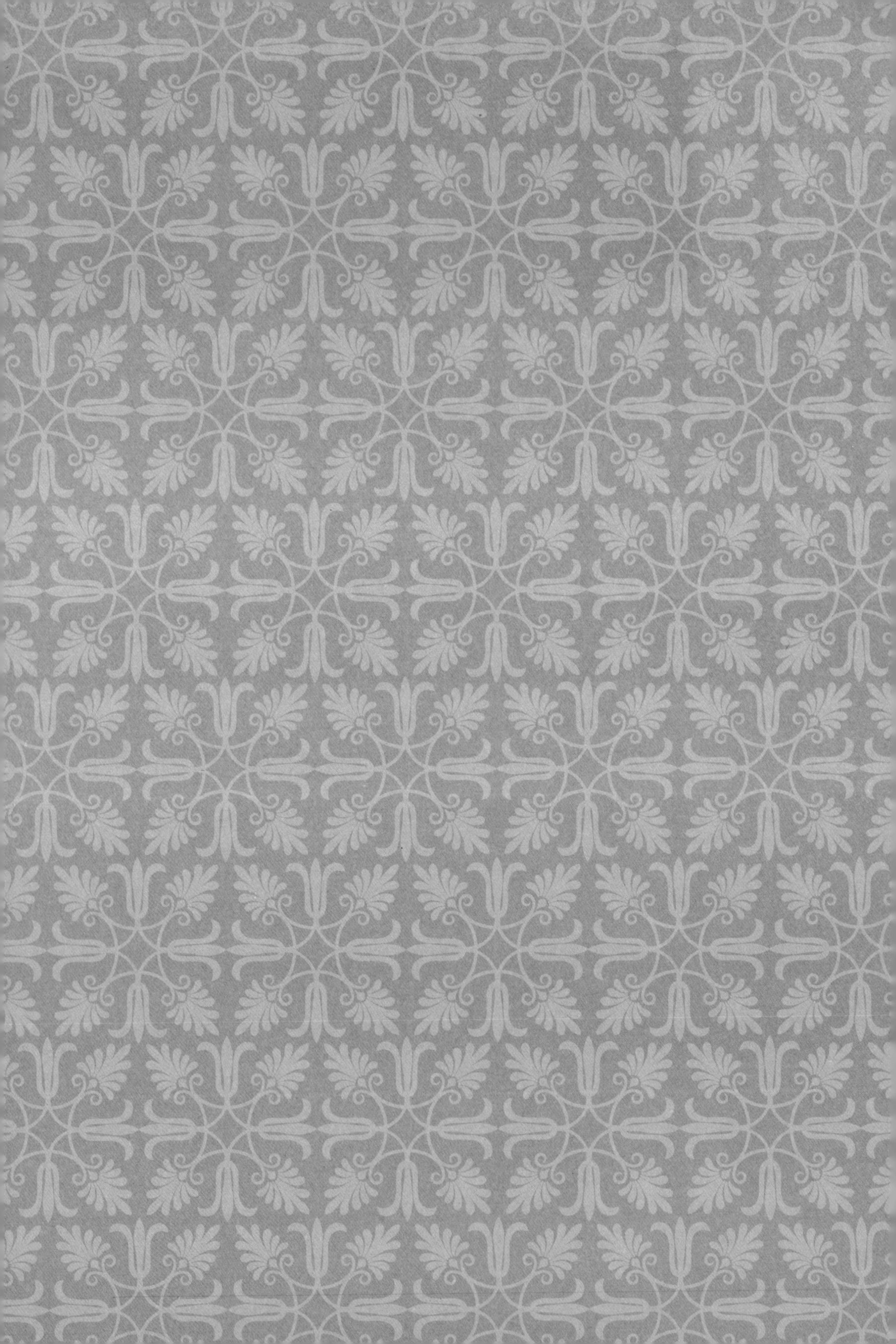